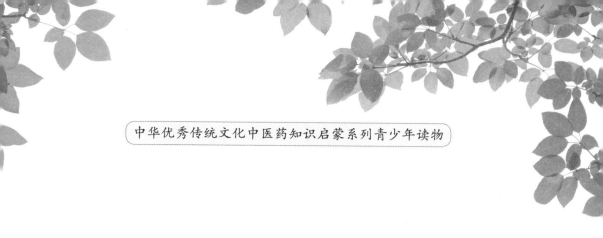

中华优秀传统文化中医药知识启蒙系列青少年读物

世间草木皆有故事

——人间至美是本草

贾晗 编著

U0335264

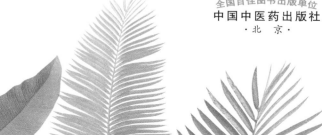

全国百佳图书出版单位

中国中医药出版社

·北京·

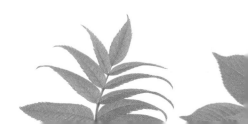

图书在版编目（CIP）数据

世间草木皆有故事：人间至美是本草 / 贾晗编著 . —北京：中国中医药出版社，2021.8

（中华优秀传统文化中医药知识启蒙系列青少年读物）

ISBN 978-7-5132-6997-1

Ⅰ . ①世… Ⅱ . ①贾… Ⅲ . ①中草药—青少年读物

Ⅳ . ① R28-49

中国版本图书馆 CIP 数据核字（2021）第 100820 号

中国中医药出版社出版

北京经济技术开发区科创十三街 31 号院二区 8 号楼

邮政编码　100176

传真　010-64405721

保定市中画美凯印刷有限公司印刷

各地新华书店经销

开本 710×1000　1/16　印张 12.5　字数 115 千字

2021 年 8 月第 1 版　2021 年 8 月第 1 次印刷

书号　ISBN 978 – 7 – 5132 – 6997 – 1

定价　66.00 元

网址　www.cptcm.com

服 务 热 线　010-64405720

购 书 热 线　010-89535836

维 权 打 假　010-64405753

微信服务号　zgzyycbs

微商城网址　https://kdt.im/LIdUGr

官 方 微 博　http://e.weibo.com/cptcm

天猫旗舰店网址　https://zgzyycbs.tmall.com

如有印装质量问题请与本社出版部联系（010-64405510）

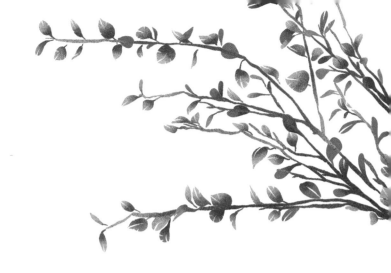

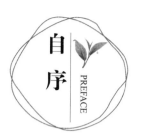

自序 PREFACE

亲爱的小朋友们：

很高兴你能翻开这本书。

我是一名普通的中医药文化传播工作者。

八年前，我成为一个可爱宝宝的母亲。宝宝清澈、充满好奇的眼睛和纯净天真的心灵，让我常常在想该教他些什么，才能让他更理解他出生的这个国家和民族。

我从事中医药宣传工作已经十余年了，我越来越敬畏和热爱我们的中医药学。我很想让我的孩子也知道，我们国家拥有如此博大精深、真实有效的医药技术。

2020年的一场大疫，至今余波未平。我们的中医与西医一起对抗着新冠病毒。在这场蔓延全球的疫情中，中医药的治疗效果举世瞩目。为了让孩子更加了解中医药，我每天给他准备一个中医药相关的小故事。我想让孩子知道，在我们生活的自然界里，很多花草树木都是治病救人的良药。我想让他记着，我们的祖先是如何披荆斩棘，寻找药物；精心整理，代代传承这些真实有效的医药经验；中医药又是如何帮助我们的民族繁衍生息的。我想让他思考，我们生活中的衣食住行，是怎样渗透着中医药的养生智慧。

一本小书，寥寥数语。希望这些文字，能使孩子们关注到身边的一草一木，能唤醒孩子们对于自然生灵的好奇，能激发青少年对中医药的热爱，以及我们内心深处对传统文化的感动。

希望你能通过这本书，阅读世间草木的有趣故事，发现人间至美是本草。

辛丑年夏

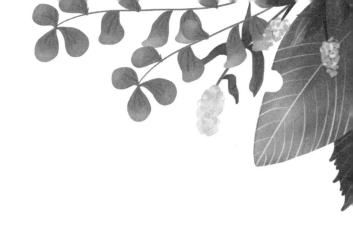

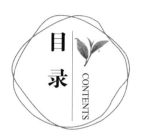

目录
CONTENTS

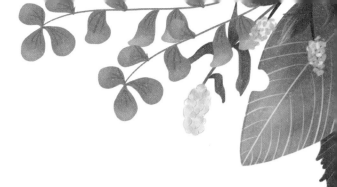

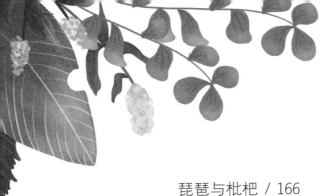

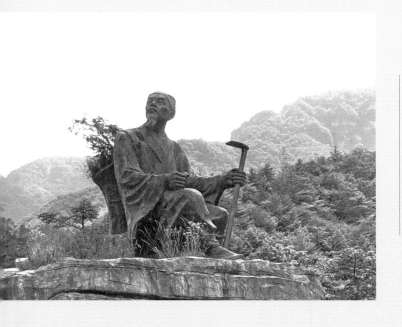

缘 起

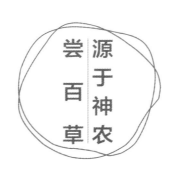

尝百草 源于神农

在湖北和重庆的交界地带，有一个神农架林区，传说那里就是我国农业和医药的始祖——神农活动的地方。所以第一个故事，我想先给大家讲一讲"神农尝百草"的故事。要了解中医药的起源，就不能不说起"神农"这个人。

传说，神农是中国古代农业和医药的发明者。他牛头人身，出生在烈山的一个石洞里。由于他特殊的外貌和勤劳勇敢的性格，长大后被人们推选为部落首领。他带领人民种植五谷（稻、黍、稷、麦、菽），制作农耕用具，观察农时。后来，他看到身边的人常常被各种疾病折磨得苦不堪言，却得不到有效的救治，于是就下定决心去寻找药物进行治疗。

为治疗疾患，神农亲尝百草，辨识药性，据记载他曾经一天就遇到七十种有毒的植物。最后，他误尝了一种叫断肠草的剧毒植物，因这种草毒性剧烈，神农不治而身亡。这个故事我们可以在汉代刘安（约公元前179—公元前

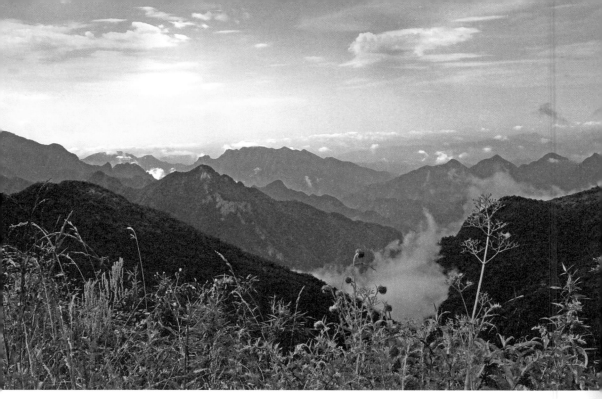

神农架林区

122 年）所著的《淮南子·修务训》中看到："神农尝百草之滋味，水泉之甘苦，令民知所避就，当此之时，一日而遇七十毒。"

还有一个神奇的传说，说神农有个"水晶肚"。他的身体几乎是透明的，五脏六腑都能看得见，还可以看见吃进去的东西和经脉的走向。他上深山，穿老林，采摘各种草根、树皮、种子、果实；捕捉各种飞禽走兽、鱼虾鳖虫；挖掘各种石头、矿物，一样样亲口尝试，体察其寒、热、温、凉的药性，辨别其君、臣、佐、使的配伍关系，体会它们可以作用在人体的哪些部位，治疗哪种疾病，直到尝了剧毒的断肠草而身亡。

晋代干宝（约286—336年）的《搜神记》中还有一种记载："神农以赭鞭鞭百草，尽知其平毒寒温之性，臭味所主。"是说神农为了拯救百姓疾苦，不畏艰险，登上天帝的花园去取仙草，碰巧遇见了天帝。天帝赠予他一条神鞭，神鞭可以识别草药有毒无毒、功能主治、作用部位等。于是神农就拿着这根神鞭在山野里，走一路鞭一路。他一边观察，一边详细记录：哪些草是苦的，哪些草是甜的；哪些是温热的，哪些是寒凉的；哪些能充饥，哪些能治病，他都记得清清楚楚。

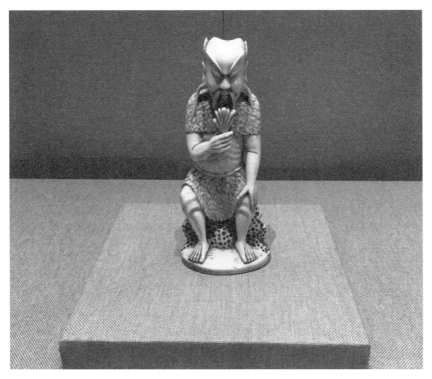

神农像（清代象牙雕刻，上海中医药博物馆藏）

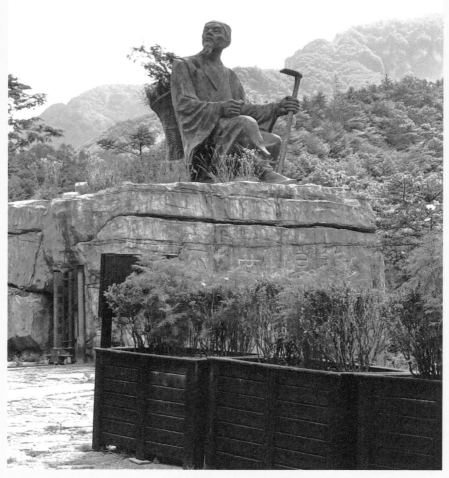

采药人雕像（神农架天燕景区）

后来，人们将神农亲尝百草所得到的知识传承下来，大约于东汉时期汇集整理成书。这本书就是我国现存最早的药物学著作，也是中医四大经典著作之一——《神农本草经》。

其实，《神农本草经》是秦汉时期众多医药学家搜集、总结、整理当时药物学经验成果而成的著作，是对中国传统药物的第一次系统总结，也是中药学理论发展的源头。书中所确立的中药学基本理论，至今仍有效指导着临床实践。

无论历史上是否真的有"神农"这个人，他所代表的无数古代先民们遍尝百草、辨识药性，为救治百姓疾苦而付出生命代价，这种"无私无畏"的伟大精神，是值得一代代中医药人传承和发扬的！

思考：你能给身边的人分享一下神农尝百草的故事吗？

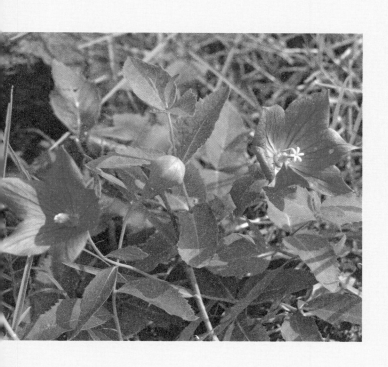

一、东北地区

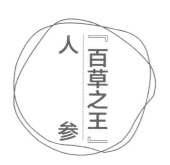

"百草之王"人参

在中国东北地区，有三种特产被人们称为"东北三宝"。古时候的说法是"人参、貂皮、乌拉草"，后来又改成"人参、貂皮、鹿茸"。到了现在，由于紫貂被列为国家一级重点保护动物，所以又有人把"东北三宝"说成"人参、鹿茸、乌拉草"。今天我们就来讲讲人参的故事。

1961 年，上海美术电影制片厂的导演万古蟾，根据流传在东北的神话故事和民间文学家张士杰的改编作品，制作出一部国产动画片《人参娃娃》。故事讲述的是一个贪心的人，得到了珍贵的野生人参后仍不满意，还妄想抓到人参娃娃（就是人参精灵）献给皇帝，最终却丢掉了性命。在这部动画片里，导演用中国传统的剪纸艺术设计出的人参娃娃活泼可爱，头上顶着红色的小辫子，十分讨人喜欢。

我们来仔细观察一下动画片里的人参娃娃手里拿着的"人参"。下面是黄白色的根部，类似"人形"，有粗有细；上面是两个有五片分支的叶子，顶上还有一些扇形排列的红色小珠子。艺术家为什么要把"人参"设计成这样呢?

我们先从"参"这个字说起。"参"字最早出现于三千多年前的甲骨文中。古文字学家从龟甲上刻的文字里辨认出了"参"字。它分为上下两部分,是个象形文字。上半部分代表人参的地上部分,有多个小球形果实;下半部分代表人参的根部,为粗细不同的主根和须根。之后,甲骨文演变成刻在青铜器上的金文,又演变成篆书、隶书、楷书、行书等。渐渐地,"参"字就成为我们今天看到的样子了。

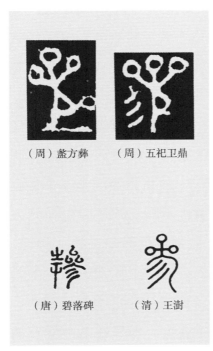
(周)螽方彝　　(周)五祀卫鼎

(唐)碧落碑　　(清)王澍

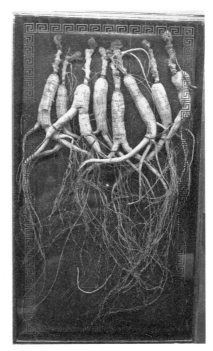

"参"字的篆书与人参药材

我们再看看人参的植物形态。据地理学家研究表明，野生人参主要分布在北纬40°左右的深山密林中。清代以来，我国长白山地区的人参备受推崇，因此，人参被列为"东北三宝"之首，且流传了许多神奇的故事。人参娃娃就是其中著名的一个。但是随着人们的过度采挖，野生人参资源渐渐枯竭，现在的人参大多为人工栽培品。

人参被称为"百草之王"，属多年生长的草本植物。它的地上部分每年会枯萎，但地下部分却一直在生长。不同生长年龄的人参，地上部分的叶片数量有所不同。

比如，一年生的人参，地上部分只有一个三片小叶的复叶，叫作"三花"；两年生的人参，地上部分会长出一枚五片小叶的复叶，叫作"巴掌"；三年生的人参，地上部分就是两枚五片小叶的复叶，叫作"二甲子"，也就是我们看到"人参娃娃"手里拿着的样子。之后，每年增加一枚五片小叶的复叶，最多可以长出六枚复叶。当然，这只是人工栽培人参的变化，野生人参的生长速度比较缓慢，地上部分的变化也会慢些。

一般来说，栽培人参要采挖生长5年以上的根系才能作为药材使用。采挖时，为了避免损坏它的须根，通常会用鹿骨做成的工具，耐心地把人参的须根全部挖出来。如果有幸挖到一个体态优美、状如"人形"的人参，会认为它"有灵性"，有更加神奇的药效。中医学认为，人参能大补元气、复脉固脱、补脾益肺、生津安神，身体虚弱或大病初愈的人服用比较合适。

说了这么多关于人参的知识，我们来猜一下，为什么古代传说人参"会跑"呢？我觉得，不妨设想一下：也许就是因为人们当时还没有发现，不同生长年龄的人参，地上部分有着不同的形态变化吧！

思考：你能根据人参的叶片数目推测它的生长年龄吗？

美丽的"鹿茸"

1981 年，上海美术电影制片厂的创作团队根据敦煌莫高窟里，北魏壁画上的"鹿王本生"故事，改编了一部充满敦煌气息的动画片《九色鹿》。

影片采用中国传统绘画的线描艺术，融合了敦煌壁画颜色的五彩斑斓，设计出一只优美传神的九色鹿形象。这只九色鹿美丽善良、乐于助人。有一天，它拯救了一个溺水的弄蛇人，弄蛇人却因为贪图富贵，向国王说出了九色鹿的位置。国王派兵捕杀九色鹿，于是它说出自己因为救人却被出卖的事。弄蛇人惭愧心虚，逃跑时一不小心，再次掉进湖里，溺水而死。这个故事表现出人们对九色鹿的喜爱，也传达着人们对背信弃义之人的批判。

在中国古代，梅花鹿代表着灵气和活力，是祥瑞的象征。又因为"鹿"与"禄"谐音，契合人们对于"福禄寿"的追求，所以，美丽的梅花鹿深得大家的喜欢。

现在我们在动物园里经常可以见到梅花鹿。其实，野生梅花鹿与大熊猫、东北虎、金丝猴等动物一样都是"国家一级保护动物"。我们所见到的梅花鹿大多是人工养殖的。

梅花鹿分为雌鹿和雄鹿，长有一对大角的是雄鹿。传说由华佗编创的中国传统养生功法"五禽戏"里，有一个动作叫"鹿抵"，模仿的就是雄鹿用鹿角抵抗攻击的姿势。一般雄鹿仔出生后的第 8 ～ 10 个月开始长鹿角基，然后长出初角茸。第二年清明节前后，初角茸自然脱落。之后，雄

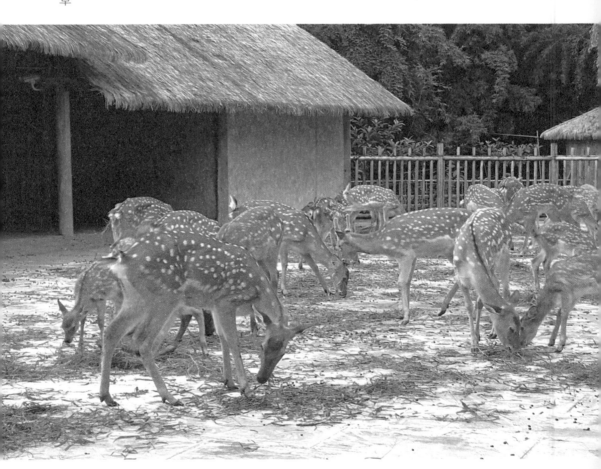

梅花鹿（成都金沙遗址博物馆养鹿场）

鹿再次长出的鹿茸，才是著名的滋补中药材"鹿茸"。梅花鹿养殖场一般会在每年的春秋两季，采集3岁以上雄鹿未骨质化的鹿茸，干燥后用酒浸软化，切成薄片入药。鹿茸片可以补肾助阳、益精强骨。

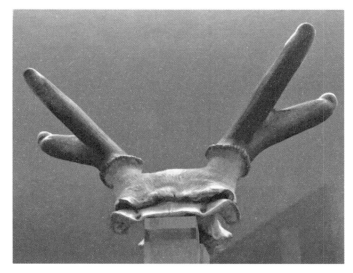

鹿茸（上海中医药博物馆藏）

如果不进行人工采集，梅花鹿的鹿茸会继续生长，大约在秋冬季节变成骨质化的鹿角，在次年的春天自然脱落。骨质化的鹿角也可以作为中药材使用，有补益肝肾、强筋健骨、活血化瘀的功效。

将鹿角劈碎，加水浸泡后，反复煎煮，可以浓缩制作成鹿角胶，有温补肝肾、养血益精的功效。熬制后剩下的鹿角骨渣也可作为中药使用，被称为"鹿角霜"，能温肾助阳、收敛止血。

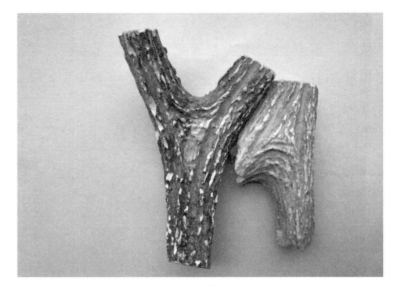

鹿角霜药材

瞧，美丽祥瑞的梅花鹿，用它独特的鹿角给我们带来了四种名贵的滋补中药。而鹿茸作为自然界里唯一能够完全再生的哺乳动物器官，也不能不说是一个奇迹。并且梅花鹿具有强大的自身免疫能力和自我修复能力，据说它还可以自己寻找药材，进行自我调理呢。

除了梅花鹿，相信大自然里还有很多奇妙的动植物等着我们去探索和发现。约上好朋友，一起去开启一段自然探索之旅吧。

思考：除了鹿角，梅花鹿还有哪些特殊的形体特征呢？

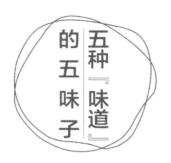

五种"味道"的五味子

我们的舌头可以品尝出不同食物的味道，比如梅子是酸的，大枣是甜的，苦瓜是苦的，辣椒是辣的，海带是咸的。所以，古代中医药学家就把他们品尝到的味道，概括成五种——"辛、甘、酸、苦、咸"，然后把不同中药的味道一一对应这五种类型，逐渐演变成中药的"五味"药性理论。

中医学认为，辛味的药材可以发散行气，如花椒、细辛等；甘甜味的药材能缓急止痛，如甘草、大枣等；酸涩味的药材可以收敛止泻，如山楂、酸枣仁等；苦味的药材能清热泻火，如黄连、苦参等；咸味的药材可以软坚散结，如昆布、海藻等。这些不同"味道"的药材，在合理搭配下能够发挥出神奇的药效，对症治疗各种疾病。

比如甘草，味甘甜，有补脾益气、润肺止咳、缓急止痛的作用。小时候每到冬天，我总是咳嗽不停，妈妈就会给我买甘草片来止咳。现在，甘草片已经不常见了，我们可以选择川贝枇杷糖浆、蛇胆川贝枇杷膏等复方中药制剂，用来清热润肺、化痰止咳。一般每种药材只有 1～2 种味道，今天我们介绍的这味药材却非常独特。品尝之后会发现，它同时具有"辛、甘、酸、苦、咸"五种口感，那它到底是什么样子呢？

在我国东北地区长白山的森林里，每到秋天人们就会发现一种缠绕在树木上生长的藤本植物，结出一串串像小葡萄一样的红色浆果，很漂亮。人们把大小类似于黄豆的成熟果实采摘下来，晒干或者蒸干后，放几粒到嘴里嚼一嚼，先是尝到淡淡的咸味，交融着略微的酸甜；再嚼几下又是辛辣微苦的味道。这么一颗小小的果实，却凝结着五种滋

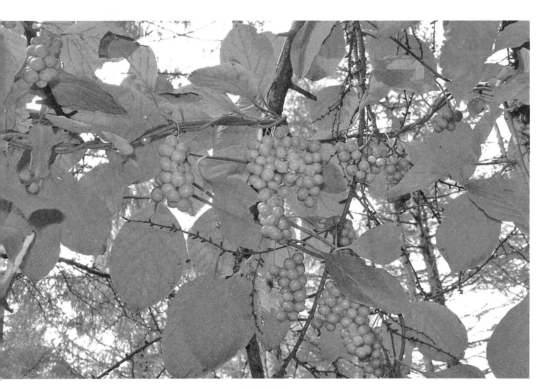

五味子植物

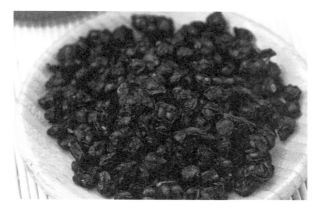
五味子药材

味，于是人们就称它为"五味子"。

在《神农本草经》里就记载有"五味子"，说它能够益气生津、补肾宁心、收敛止泻，是一种对心肾有好处的中药。因为它主产于东北地区，所以也叫"北五味子"。后来，随着南北方交流的频繁，人们发现，南方地区也有类似的植物，叫"南五味子"，果实略小些，味酸微甜，功效与"北五味子"类似。因此，在《中国药典》里，我们就可以看到主产于北方地区的"五味子"和主产于南方地区的"南五味子"都名列其中。

酸、甜、苦、辣、咸，一颗小小的果实却凝结着五种滋味。生年不满百，常怀千岁忧。生老病死是每个人都躲不开的经历，也许这种神奇的植物也在提醒着我们，酸甜苦辣咸都是生命的原本滋味，保持一颗平常心，看淡生活中的悲喜忧恐惊，祥和安宁地活着，就是幸福的人生。

思考：你能说出五味子都有哪几种味道吗？

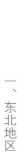

一、东北地区

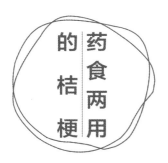

药食两用的桔梗

中国有 56 个民族，各民族生活和睦相处，安居乐业。东北地区的朝鲜族同胞主要在吉林、黑龙江、辽宁等地繁衍生息，至今已成为我国人口超过一百万的少数民族之一。

朝鲜族的辣白菜、大酱汤、石锅拌饭都是这个民族的特色食物。同样，朝鲜族人民也制作和食用这些特色美食，这是他们的民族技艺，代代相传。今天我们就来认识一下朝鲜族人民爱吃的一种泡菜原料植物——桔梗。

桔梗，也许有人会以为是"橘子"的"梗"，其实它跟橘子没有一点儿关系。"桔梗"的正确读音是"jiégěng"。李时珍在《本草纲目》中记载，此草之根结实而梗直，故名"桔梗"。

桔梗是多年生草本植物，每年 6～8 月份长出花蕾，未开放的花蕾形似古代和尚的僧帽，也有人觉得像是中国古人常用的包袱，所以桔梗也被叫作"僧帽花"或者"包袱花"。盛开的桔梗花呈现美丽的蓝紫色，花瓣有 5 个裂片，

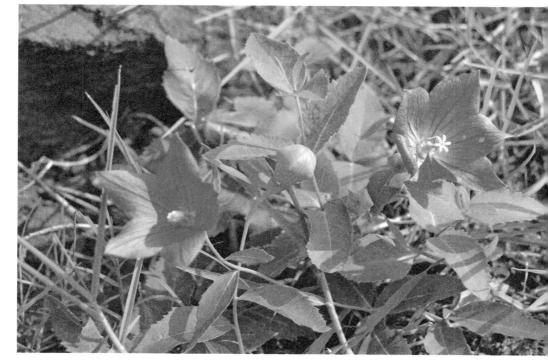

桔梗植物

花的中心是它渐渐长大的果实。一般在每年的春秋两季采挖桔梗的根，干燥后作为药材使用。桔梗有止咳、祛痰、宣肺、排脓等功效。在朝鲜族人的眼中，桔梗根还是他们爱吃的一种野菜，朝鲜语叫"道拉基"，是制作泡菜的好材料。

人们将干燥的桔梗在冷水中浸泡5～8小时，桔梗变得雪白膨胀后，用清水洗净，加入适量的盐，用力揉搓10分钟左右，以去除桔梗的苦味。搓完后用清水反复冲洗去盐，然后晾干，纵向切成细条。最后拌入切碎的葱、姜、蒜，加入调匀的糯米糊，再加入辣椒粉、白糖，撒上白芝麻，搅拌均匀，放进冰箱冷藏 1～2 小时后，就是美味的桔梗泡菜了。

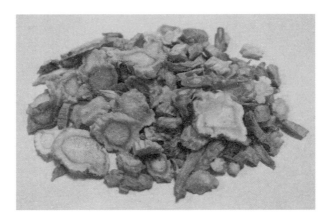

桔梗药材

除了日常食用，朝鲜族人对于桔梗的喜爱也流传在他们的一首民歌里。这首民歌叫作《桔梗谣》。传说有一位名叫"桔梗"的姑娘，她家境贫寒，却长得十分美丽，有钱的地主想要把她抢走。于是，桔梗的恋人在愤怒中杀死了地主。之后他被关进监狱，从此两人再也不能见面。桔梗姑娘因此悲痛而死，葬在恋人砍柴必经的山路上。第二年春天，她的坟上开出了紫色的小花，人们叫它"道拉基"花，并编成歌曲传唱，这就是《桔梗谣》。

这首歌的歌词大意是："桔梗哟，桔梗哟，桔梗哟桔梗，白白的桔梗哟长满山野。只要挖出一两棵哟，就可以装满一大箩哟，哎咳哎哟。这多么美丽，多么可爱哟，这也是我们的劳动生产。"整首歌旋律优美，朗朗上口，具有浓郁的朝鲜族风情，让人忍不住想起那位美丽而不幸的桔梗姑娘，心生惆怅。

现在流行用不同的花表达不同的含义，称为"花语"。桔梗花所代表的花语是"永恒不变的爱"，还有真诚、柔顺、悲哀、想念，以及"无望的爱"。就像"桔梗"姑娘的故事一样，令人叹息，无限同情。

思考：你能描述一下桔梗的花吗？

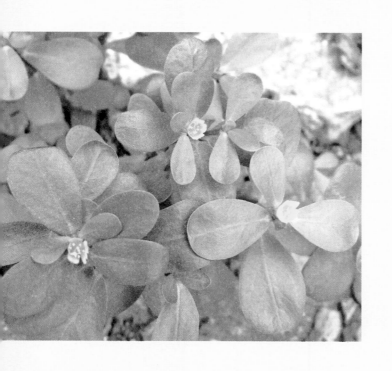

二、华北地区

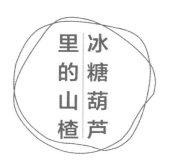

冰糖葫芦里的山楂

传说，宋朝有个皇帝名叫赵惇。有一年，他最宠爱的贵妃生病了，面黄肌瘦、不思饮食。眼看着心爱的贵妃一天天憔悴、瘦弱，皇帝十分担忧。宫里的御医们给贵妃尝试了各种药方，仍然没有好转。无奈之下，皇帝只好向民间求助。一个郎中被请了过来，他给贵妃诊脉之后说："没什么大问题，只要用熬煮的冰糖裹上新鲜的山楂果，每天给贵妃吃上七八颗，很快就会好起来的。"御医和皇帝听了都半信半疑，但试着给贵妃吃了几天之后，果然见她面色好转，食欲大增，病渐渐好了。后来，这种吃法流传到民间，就成了今天我们经常看到的冰糖葫芦。

说起冰糖葫芦，相信大家都吃过吧。人们把熬成液态的冰糖裹在新鲜干净、去掉硬核的山楂果实外面，一口咬上去，酸酸甜甜的味道，还真是令人难忘。但是你想过美味的冰糖葫芦也是中药吗？

为什么冰糖葫芦能治好贵妃的病呢？原来秘密就是裹

在冰糖里的山楂。山楂来源于蔷薇科植物山楂或者山里红的成熟果实，中国北方的许多地区都有栽培。中医学认为，山楂能够消食化积、行气散瘀，尤其能帮助消除食入过量肉类而引起的积滞。所以如果食肉较多，感觉胃胀不舒服时，吃点山楂帮助消化，效果真的很明显呢。山楂还有降低血脂、降低胆固醇等作用，用山楂做成的冰糖葫芦，酸甜可口，又可消食化积，确实是一种健康小吃。

当然，任何东西都不能过量食用。山楂吃多了会因为消化过快而引起心烦易饿。并且裹着冰糖的山楂，糖分过多，对糖尿病患者来说也不利于身体健康。

那么，除了圆圆的外形、酸酸甜甜的味道，你对山楂还有什么印象呢？让我们一起去看看山楂树上的红色果实吧！

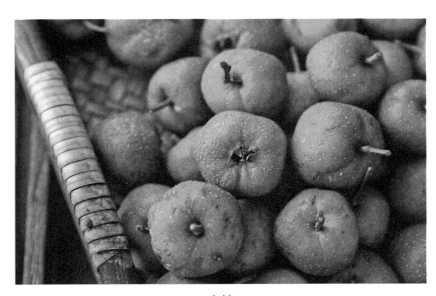

山楂

每年秋季的 10 月份左右，山楂树的果实渐渐成熟。成熟的山楂果实呈深红色，直径 2～3 厘米，略扁圆形，果皮上有一些白色凸起的小斑点，这是山楂的主要辨别特征。掰开山楂果实，可以看到山楂果肉为淡黄白色，或者带点粉红色，中间的 4～5 个硬核是山楂的种子。咬一口山楂果肉，软的比较甜，硬的酸一些。除了山楂的果实，夏秋两季采些山楂树的叶片，晒干后也可作为中药使用，具有活血化瘀、理气降脂等作用。血脂较高的人，每天用 3～10 克山楂叶泡水喝可以适当降低血脂，非常简便易行。

前面我们讲的山楂主要产自北方地区，也被称为"北山楂"。其实，南方也有山楂，是略呈长圆形的野山楂的果实，直径 0.8～1.5 厘米，果皮上没有白色斑点，味道微酸涩。秋季采收成熟果实，晒干后作为药材使用，叫作"南山楂"，有行气散瘀、收敛止泻的作用。

关于山楂就聊到这里吧。下次你吃了太多的肉食后，胃胀不舒服的时候，会不会想起来酸酸甜甜的山楂呢？

思考：你能说出山楂作为中药有什么功效吗？

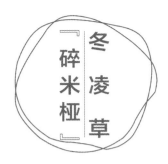

冬凌草
"碎米桠"

　　2016 年，我去河北省邯郸市参加一次药用植物资源会议。邯郸位于河北省南端、太行山东麓，所以，会议的最后一项内容，就是考察太行山麓的野生药用植物资源。这可是我最期待的部分。在乘坐大巴车前往太行山的路上，我的心情十分激动，一直都处于好奇之中，一会儿会看到什么特别的植物呢？

　　说起太行山，相信大家都会不约而同地联想到王屋山。著名的愚公移山的故事就发生在这两座山脚下。传说，古时候有个名叫愚公的人，为了方便家人出行，决心把太行和王屋两座大山挖走。邻居智叟嘲笑他说，你这么老了，不可能完成这个工作的。他回答说，我虽然很老，但是我还有儿子，儿子又会有儿子，子子孙孙无穷无尽，总有一天可以成功的。后来，他的决心和毅力感动了山神，山神就用自己的神力，主动把两座大山移开了。这个故事激励着许多中国人，面对困难要自强不息，持之以恒。等我们到了太行山下才发现，原来当地的中药资源学老师们已经提前一天给重点的药用植物挂好了名称牌。大家可以通过名称牌，辨识不同的药用植物。我在心里默默地为这些老师们的细心点赞，同时一边仔细观察，一边认真聆听现场老师的讲解。

太行山上的药用植物可真多呀！但是令我印象最深刻的莫过于一种叫"冬凌草"的植物。据说，这种草可以耐受−20℃的低温。在寒冷的冬天，它的茎叶都会结冰，看起来像长出了透明的翅膀，非常独特，所以它也被叫作"冰凌草"。

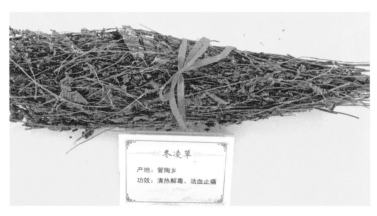

冬凌草药材

每年的8、9月份，当地人会采集野生的冬凌草，进行高温熏蒸干燥后作为药材使用，或者代替茶叶泡水喝。它能有效缓解慢性咽炎、扁桃体炎等。在太行山和王屋山一带生活的人们常说："日饮冰凌草一碗，防皱祛斑养容颜，亮嗓清音苦后甘，祛除病魔身心安。"

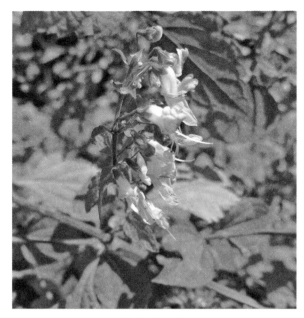

碎米桠植物

那冬凌草到底是什么植物呢？现代的植物分类学家认为，它是唇形科的小灌木碎米桠，耐阴抗寒，北方地区也有把它作为园林植物观赏。野生碎米桠主要分布在长江以北的华北、华中等地区，全草可以入药，有清热解毒、消炎止痛等功效，尤其适宜咽喉不适的人代茶饮。

认识了冬凌草，我忍不住感叹，自然界的神奇之处实在是太多了。古人善于观察和用心记录身边的药用植物，用以解除自身的疾病和痛苦，然后代代相传，流传至今。今天的我们又该怎样爱惜身边的药用植物，使它们可以一直保护人类的健康呢？

思考：你能说出冬凌草的药用价值有哪些吗？

金银花与金银木

　　我第一次去北京参观中国国家博物馆是在一个初秋，因为我很好奇那里藏着的"国家宝藏"，比如四羊方尊、后母戊鼎（又称"司母戊鼎"）等。历史课本里的许多国宝都能在中国国家博物馆见到，想想就很激动。

　　然而当我走到天安门广场东侧的博物馆入口附近时，却被几棵结着红色小果实的植物吸引住了。我认识它，它叫金银木。听到这个名字，大家有没有想起来一个更熟悉的名字"金银花"？

　　我们先来说一个关于"金银花"的小故事。传说，古时候有一对双胞胎姐妹，一个叫金花，一个叫银花。两人看到乡亲们患上"热毒病"十分痛苦，于是到处寻找草药。最终她们把自己变成了一株植物，每年夏天开出金色和银色的小花，专治各种热毒病症。人们为了纪念姐妹俩，就把这种植物叫作"金银花"。

　　现在，大家对金银花已经十分熟悉了。许多居民小区都会种植金银花作为观赏植物。初夏时节，金色和银色交相辉映的细长花朵散发出阵阵清香，十分独特。夏天气温比较高的时候，我们也可以买点金银花露作为清热解渴的饮品；或者采集没开放的金银花蕾泡水喝，用来清热解毒。

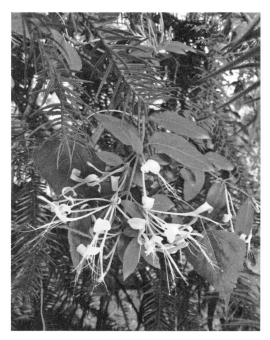

金银花

那么，金银花就是金银木吗？

我们仔细对比一下两种植物。金银花是藤本，需要攀爬在其他物体上生长；而金银木是小灌木，可以独自直立生长。金银花的叶片大多是卵圆形，生有茸毛；金银木的叶片略呈披针形，只在叶脉上生有短柔毛。两者的花都是两朵聚生在叶柄与茎枝相连的叶腋部位，只是金银花的雄蕊和花柱都长于花瓣，金银木花的雄蕊和花柱大约是花瓣的2/3。最后一个不同的地方是果实，金银花的果实成熟后是黑色的，金银木的成熟果实是红色。

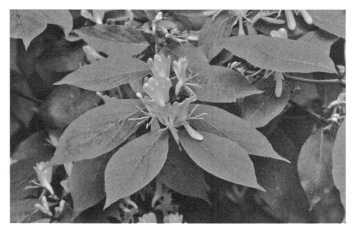
金银木

当然，金银木的花也有类似于金银花的功效，可以祛风解表、消肿解毒，但是多为民间使用，并没有被《中国药典》收载。

金银花植物的干燥藤茎叫忍冬藤，也可以用作药材，能清热、解毒、通络。金银木的茎叶同样可以作药材，有祛风解毒、活血祛瘀的功效。这两种植物既相似又有所不同，但都能作为药材使用。在我们生活的大自然里，还有很多有趣的物种，等待着我们发现它们的价值呢。

思考：你能认出身边的金银花植物吗？它有什么特征呢？

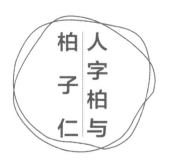

柏子仁

人字柏与

说起中国的传统建筑，大到宫殿、坛庙、寺观、佛塔，乃至陵墓、石窟、书院，小到民居、园林、亭台水榭等，恐怕三天三夜都说不完它们的布局奇巧、装饰繁复、构造精妙、秀丽雅致，而且还契合着不同地区的气候特点，有着固定的建筑式样，宜室宜居、宜祭祀宜朝拜。

今天我们要聊的是其中一个小的类型——园林建筑。晋代隐逸诗人陶渊明的一首《归园田居》："少无适俗韵，性本爱丘山。误落尘网中，一去三十年。羁鸟恋旧林，池鱼思故渊。开荒南野际，守拙归园田。方宅十余亩，草屋八九间。榆柳荫后檐，桃李罗堂前。暧暧远人村，依依墟里烟。狗吠深巷中，鸡鸣桑树颠。户庭无尘杂，虚室有余闲。久在樊笼里，复得返自然。"描绘出一个充满山野自由气息的乡村田园。此后，这样依山傍水，庭前栽树，庭中养禽，自给自足，淡然安逸的居家生活，就成为中国人的家园理想。

那么，如何建造自己的"家园"呢？栽树种花，依山傍

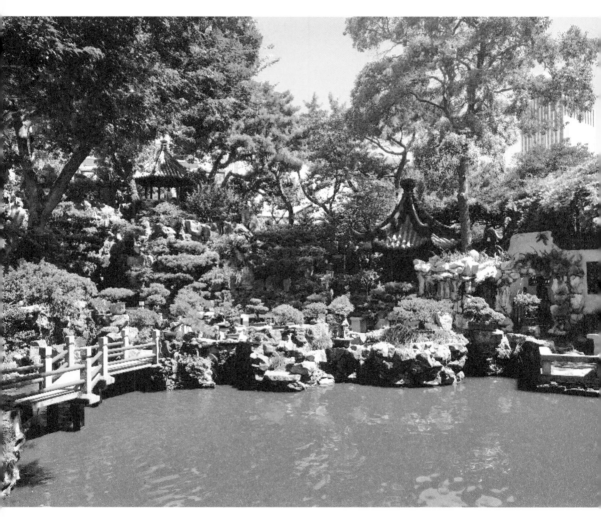

豫园景色

水，蓄养禽鸟，该如何布局呢？经过一代代建筑设计师们的精心思考，渐渐就形成了中国独特的园林建筑艺术。

中国的园林建筑，最早可以追溯到商周时期宫廷苑、囿中的台榭。魏晋以后，人们追求徜徉于山水田园的清新自然之美感，于是将建筑设计与自然环境相协调，既能满足居住需求，更要有景致可赏可玩。所以中国园林建筑最基本的特点，就是同自然融洽和谐。

在中国历史上第一部全面系统地总结和阐述造园法则与技艺的著作即明代计成编著的《园冶》中，就描述了建造园林的最高境界，是"虽由人作，宛自天开"。意思是说，虽然是由人工设计的园林，但却犹如天然形成般自然而然。

作为明清两代皇家宫殿的故宫博物院，至今已满六百岁了。宫廷内的建筑群布局严谨，设计巧妙，建筑细节典雅精致，与自然景物相互匹配，可居可游。其中的御花园作为皇家园林的代表之作，更是精妙无比。如今我们去游览故宫的御花园，同样可以感受到，古人建造园林的奇思妙想与精心设计。不过，除了山石流水，我更好奇的是园里的奇松古木。

在故宫御花园的万春亭附近，有几株形似"人"字的古树。仔细观察，它像是将一株柏树从树干一侧劈开，分栽到两个树池内，经过长期的人为造型，而形成的特殊形态，所以被称为"人字柏"。据说这"人"字，正蕴含着古人对于"天人合一"的精神追求。

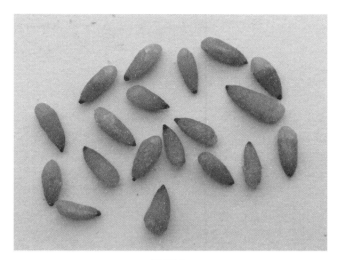

柏子仁

姿态奇特的"人字柏",确实令人难忘。不过,古人从柏树上还采集到一种药材,叫"柏子仁"。一般是在秋冬季节收集侧柏树的干燥成熟种子,除去种皮,留存种仁作为药材使用。柏子仁有养心安神、润肠通便和止汗的功效,可以用于失眠、盗汗等症状。

很神奇吧,人字柏与柏子仁,一个是人类对改造自然的追求,希望一棵柏树,也能寓意着"人与天地相应";另一个是自然生命对人类的赠予,用自己的果实帮助人类战胜疾病。天人合一说的难道不就是这样人与自然的相生、相守吗?

思考:你能描述一下柏子仁的形态特征吗?

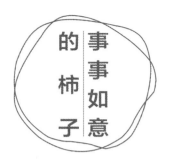

事事如意的柿子

金秋十月是收获的季节。在各种成熟的果实里，我们可以品尝到一种红彤彤的美味水果——柿子。

在我乡下老家的院子里种着一棵柿树。小的时候，我很好奇它的四方形果实和四瓣形果蒂，于是经常捡起落在地上的小果实仔细观察。后来长大了，我就沉迷于柿子的美味了。香甜软糯的红柿子，脆脆甜甜的硬柿子，还有沾满白霜的甜柿饼，是我每年都期待的美食。

那柿子为什么这样讨我喜欢呢？

我们中国人爱听吉祥话。比如，故意把门上的红福字倒着贴，亲朋好友来了，说一声："嘿，您家的福'倒'（谐音'到'）了！"主人就乐开了花。"柿"谐音"事"，我们吃柿子，爱柿子，还寄托着一种"事事如意""万事如意"的美好愿望。所以，古时候的画家常常会画几个柿子，赠送给亲朋好友来表达美好的祝福。

据地理学家研究表明，柿树原产于中国，是土生土长的中国植物，距今已有三千多年的栽培历史。在中国，甚至还发现了 250 万年前的野生柿树叶片化石。考古学家在湖南长沙的马王堆汉墓中也发现了柿饼和柿核。可见，柿子早在汉代就已经作为食材。在许慎编著的《说文解字》中就有记载："柿，赤实果也。"可想而知，人们对柿树红彤彤的果实，印象十分深刻。

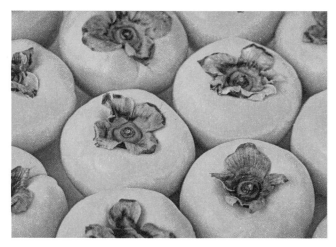

柿子

柿子还有一个有趣的外号，叫作"喝了蜜"，相信吃过软乎乎柿子的人，都能理解这个昵称吧。

唐朝的段成式曾经总结了柿树的七大优点：一是寿命长，可以长达百年以上；二是树荫浓，夏季可以遮阴乘凉；三是树上没有鸟巢；四是病虫害很少；五是霜降节气后，树叶变成红色，很好看；六是果实鲜艳，美味可口；七是叶片很大，可以用来练字。传说，唐朝的郑虔因家境贫寒买不起纸，但他勤奋刻苦用柿叶练字，最后考中了进士。

中医药人也发现了柿树的药用价值，比如柿子（果实）能止血通便；柿霜（柿饼上的白霜）可以润肺生津、祛痰止咳。即使是我们吃柿子时，丢弃的柿蒂（果蒂）也可以降逆止呕，治疗呃逆。

随着中国人口的迁徙，柿树如今在全国各地已经很常见了。并且伴着中外交流使者的足迹，柿树也传播到了国外，比如邻近的韩国、朝鲜、日本等国家都有栽培。我们把美妙的柿树分享给其他国家的人们，他们也带来独特的异域风物。今天我们可以品尝到各地的美食，见识到不同的文化特色，真是忍不住要感慨：互相分享也是一种快乐呀！

思考：你能说出柿子相关的药材有哪些吗？

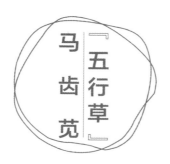

"五行草"

马齿苋

　　中国古代的儿童启蒙读物《三字经》里，有一句是"三才者，天地人"，把人与天、地并列，三者各有自己的独特之处。从有记载的殷商时期开始，统治者就把祭祀与战争，并称为国家的大事。此后，历代王朝统治者都十分重视祭祀。他们祭祀的对象就是"天"与"地"。祭天，祈求的是风调雨顺，气候宜人；祭地，祈祷五谷丰登，人民丰衣足食。

　　今天在北京城里，我们还能见到，明清两代皇帝祭祀"天、地、日、月、社稷"的祭坛。这些场所中最著名的就是"天坛"。作为世界上最大的祭天建筑群，天坛（公园）规模宏大，保存完好，古木参天，气势磅礴。不过今天我们要讨论的，却不是天坛，而是最后一个"社稷（jì）坛"。

　　社稷坛，祭祀的对象是"社"与"稷"。"社"代表土地，"稷"代表五谷。祭祀社稷，祈求的是国土稳固、五谷丰登，国家安定，人民安居乐业。社稷坛的祭坛，外围是正方形，代表着古人"天圆地方"的空间认知。祭坛顶层

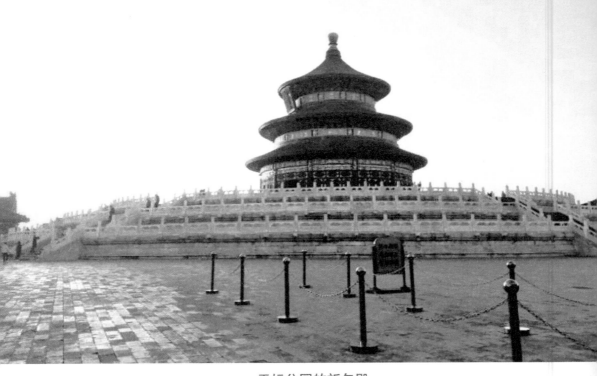

天坛公园的祈年殿

按照东、南、西、北、中的方位，分别铺有青、红、白、黑、黄五种颜色的土壤，民间俗称"五色土"。这五种颜色的泥土，分别来自不同地区，隐藏着"普天之下，莫非王土"的含义，同时也对应着中国传统的五行——木、火、土、金、水。

什么是"五行"呢？在中国古代，善于观察和思考的人们把世间万物都归于五大类，分别是木（如植物类）、火（如热能类）、土（如土壤等）、金（如金属类）、水（如液体类），然后基于这五种类型，再分别对应人的五官、身体的五脏，乃至方位、颜色、味道、情绪、音律等。比如，五色：青赤黄白黑，五味：辛甘酸苦咸，五音：宫商角（jué）徵羽。

"五行"的分类观念深入人心，中医药人也以此为根本建立了传统中医药学的"阴阳五行"理论体系。由此，在药材里，人们就发现了一种身兼五行的植物，俗称"五行草"。

什么是"五行草"呢？原来，古代的采药人发现了一种特别的植物，它的叶片是绿色，茎枝是红色，花开是黄色，根却是白色，种子又是黑色。一棵植物身有五色，分别对应五行，所以称它为"五行草"。

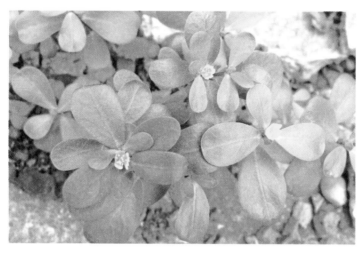

马齿苋

现代的植物学家经过辨认，"五行草"即是"马齿苋"。夏秋两季，采集马齿苋的地上部分，略蒸或烫一下后再晒干，作为药材使用，可以清热解毒、凉血止血。新鲜的马齿苋，捣碎外敷还能消肿止痛。马齿苋还能凉拌生吃或清炒，作为一道乡野美食，调剂一下油腻的肠胃，口感还很不错呢。只是要注意控制食用量，脾胃虚弱的人不适宜多吃。

思考：你能说出马齿苋为什么也被称为五行草吗？

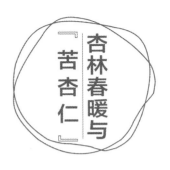

杏林春暖与『苦杏仁』

南宋著名的诗人陆游，曾经写过一首《临安春雨初霁》，表达了他旅居在当时的首都临安城（现在的杭州）的感受，诗句中隐含着作者淡淡的忧愁，读来令人十分感慨。其中最有画面感的一句是："小楼一夜听春雨，深巷明朝卖杏花。"于是，杏花、春雨成为人们对于江南的深刻印象。

唐代的诗人杜牧也写过一首与"杏花"有关的诗，不过不是江南的杏花春雨，而是清明时节一个美酒飘香的"杏花村"。你还记得那首诗吗？"清明时节雨纷纷，路上行人欲断魂。借问酒家何处有，牧童遥指杏花村。"

难道整个村子都是杏花吗？为什么人们如此钟爱杏花呢？

原来，在古代，中医药行业也被称为"杏林"，人们常用"杏林高手"来形容医术高明的医生。要追寻这个称号的起源，还得说起一个故事。

传说，东汉三国时期有个医术高超的大夫名叫董奉，他

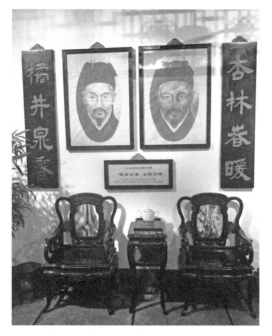

广州陈李济中药博物馆内牌匾

从小就勤奋学习，立志要做一个济世救人的医生。当他游历天下，来到庐山的时候，看到当地战争不断，人民贫病交加，苦不堪言。于是他心生同情，便在山脚下定居，给穷苦的人们治病。为了济世救人，他还定下一条规矩：所有患者都不收诊金。凡是重病被治好的，就让患者在山上种5棵杏树；轻症被治好的，让患者种1棵杏树。由于他医术精湛，而且心地仁善，来找他看病的人络绎不绝。几年之后，山上的杏树已经蔚然成林。后来，满山的杏树又结出了果实，他再次贴出告示：有想摘杏的，可以用一盆米换一盆杏，直接倒进米缸就行。于是，他的米缸也总是满满的，他又用这些米去帮助贫困的人。

　　远近四邻的乡亲们都感念董奉的仁义，就把他居住的地方称为"杏林"。渐渐地，人们就用"杏林"来代指中医药行业了。从事中医药工作的人也时刻都会提醒自己，要磨炼技术、心存仁善，向董奉学习。

　　除了观赏杏花，品尝杏子，杏树还有没有别的用处呢？当然有。人们吃了杏肉以后，砸开中间的硬核便露出扁心形的种子，这就是中药"苦杏仁"。苦杏仁有止咳平喘、润肠通便的功效。不过，苦杏仁有小毒，用量很少，一般是5～10克，须谨慎使用。

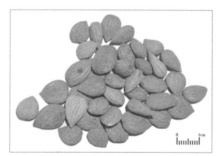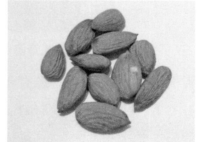

苦杏仁药材（左）与"杏仁"坚果（右）

　　生活中，我们还会吃到一种长椭圆形的坚果也叫"杏仁"。不过，它可不是杏树的种子，而是一种从古代波斯经过丝绸之路传入内地的坚果，汉语音译的名字叫"巴旦木"，也叫"薄壳杏仁"或者"扁桃仁"。巴旦木的种子美味可口，营养价值很高，但它却并不是药材"苦杏仁"。

　　思考：仔细观察，如何从外形上区别苦杏仁药材和坚果杏仁？

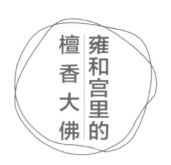

雍和宫里的檀香大佛

中国古代的四大名香有沉香、檀香、龙涎香、麝香。宋代著名词人辛弃疾的《青玉案·元夕》中，那句"宝马雕车香满路"，说的就是檀香。

檀香原产于印度，现在我国的海南、广东、云南等省已

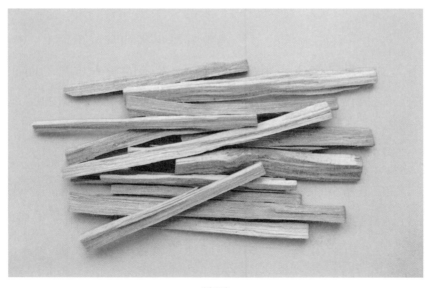

檀香

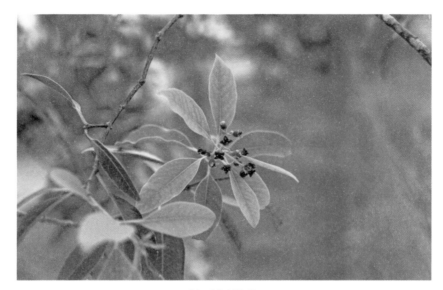

檀香树的花

有栽种。一千多年前，檀香作为敬献神佛的贵重香料伴随着佛教传入我国。后来又从西藏、云南以及东南沿海等地传入内陆。之后，渐渐被用于医药、雕刻和香料等。

在北京有座著名的藏传佛教宫殿叫雍和宫，里面有一座巨大的弥勒佛像，是用一整根高为 26 米的檀香木雕刻而成的。这根檀香木有 8 米被埋在地下，我们可以看到的是地上的 18 米。

传说两百多年前，西藏的七世达赖喇嘛，为了感谢清朝乾隆皇帝为他平息叛乱，花费很多金银珠宝从尼泊尔买回这根巨大的檀香木，又花了整整三年的时间运到北京城，再由能工巧匠花费一年多的时间雕琢成这座弥勒大佛。

那么，檀香木究竟是什么呢？

我们通常所说的檀香木是指植物檀香的干燥心材。檀香树生长比较缓慢，一般需要数十年才能成材，在幼苗期还须寄生在凤凰树、红豆树、洋金凤等其他树种上才能存活，所以产量稀少，十分名贵，素有"黄金之木，香料之王"的美誉。因为共生关系，有人还把檀香树和它的常见寄主"洋金凤"称为夫妻树。

檀香树成熟后开始自然分泌油脂，散发出香味。存放越久，檀香木的香气会越稳定醇厚。作为香料的檀香，燃烧时香气幽深、醇厚，且穿透力强，可以使人进入宁静安定的冥想状态，因此常被用于大型宗教仪式中，作为礼佛香料，受到佛教徒和收藏家的推崇。

除了作香料，檀香还是一味独具疗效的中药。中医学认为，檀香性味辛温、无毒，有行气温中、开胃止痛的功效，可以治疗心腹疼痛以及风热肿毒等症。如清肺热、化脓血的中成药八味檀香丸。

随着数千年历史的发展，传统的中医药已经与人们的生活密不可分。这些自然界赐予的花草树木，不仅可以治疗疾病，还可以作为食物，或者信仰的寄托。除了檀香，你还知道哪些生活中的，有魅力、多功能的植物呢？

思考：你能说出檀香树的生长特点有哪些吗？

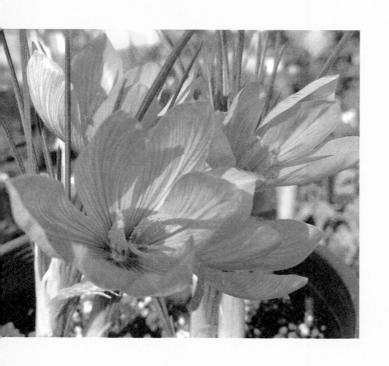

三、华东地区

白娘子盗灵芝

今天我们要讲的是一个在中国流传了将近五百年的民间传说，千年蛇妖白娘子与许仙的爱情故事。白娘子是一个修行千年的蛇妖，但是她心地善良，从来没有伤害过人类；许仙的前世是一个牧童，曾经救过一条小白蛇，就是后来的白娘子。于是，白蛇化身为人，与许仙结为夫妻，以报答他的救命之恩。

端午节的时候，白娘子和许仙一起喝了一些雄黄酒。人们在端午节常用雄黄驱赶蛇虫，所以白娘子醉酒后现出了蛇形，许仙突然见到她变成一条大白蛇，就被吓得昏死过去。白娘子酒醒之后懊悔不已，为了救活许仙，前往南极仙翁所住的昆仑山，想要寻找可以救命的仙草，却被看护山林的仙鹤发现。仙鹤正要阻拦她时，南极仙翁出现了，他怜悯白娘子的一片真情，于是送给她几株灵芝仙草，救活了许仙。

这个故事不仅展示了一些中国传统的民俗，比如端午节喝雄黄酒，还提到了一种神奇的中药——灵芝。中国古代有"九大仙草"的说法，"九大仙草"分别是铁皮石斛、天山雪莲、三两人参、百年何首乌、花甲茯苓、深山灵芝、海底珍珠、冬虫夏草、沙漠肉苁蓉。这九种药材都十分稀有而珍贵。白娘子获取的就是深山灵芝。

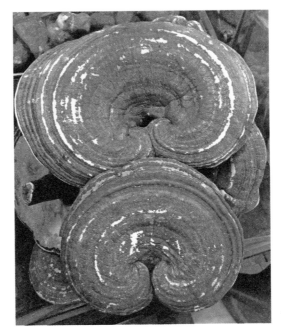

灵芝

　　古人所得到的灵芝多采集自山林，因为产量稀少而倍加珍惜。灵芝的形态优美，且有一定的药用价值。因此，古人将灵芝作为祥瑞与平安的象征。在《白蛇传》里，又把灵芝讲述成救人活命的仙草，人们对灵芝也更加喜爱。那么，灵芝究竟是什么呢？

灵芝最早被记载于《神农本草经》，有赤芝、紫芝等品种。现代研究证明，灵芝是一种与蘑菇类似的真菌植物，菌盖呈肾形，颜色多为红褐色，表面有光泽，喜欢生长在潮湿弱光的森林里。古代人采集到灵芝，常常是偶然的发现。现在已经可以人工栽培出品质优良的灵芝了，所以灵芝渐渐走入了千家万户。

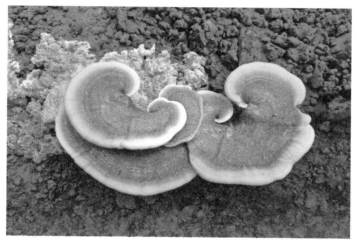

栽培灵芝

但是，灵芝真能起死回生吗？事实上，灵芝并没有这种神奇的功效。中医学认为，灵芝的主要作用是补气安神、止咳平喘。现代人常服用灵芝的孢子粉，灵芝孢子就是灵芝的"种子"，有提高身体免疫力的效果。

思考：在生活中，你还见过哪些跟灵芝类似的菌类吗？

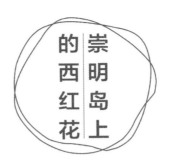

崇明岛上的西红花

在上海市崇明区有一座中国最大的沙岛，叫崇明岛。岛上的庙镇从20世纪80年代开始栽培西红花，如今已经成为我国最大的西红花种植基地。

那么，什么是西红花呢？

西红花，又叫番红花或者藏红花。古时候，人们对于从异域传入内陆的药材，在命名时会在前面增加一个"西"字或者"番"字。所以，可以推测，无论是叫"西红花"或者叫"番红花"，都说明它来自异域。异域，当然不是上海，那是哪里呢？

原来，西红花原产于古代的波斯地区（今伊朗），后来经过印度传入西藏，再由西藏传入中国内地，所以也被称为"藏红花"。目前，伊朗仍然是西红花的主产国，产量约占全球的80%。20世纪80年代，我国在上海的崇明岛引种西红花成功，崇明岛也渐渐发展成为中国最大的西红花种植基地；之后又在浙江等地区推广栽培技术，西红花就这

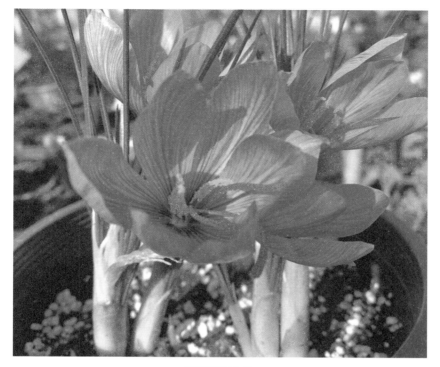

西红花植物

样在中国的土地上安家了。

西红花来源于鸢尾科植物番红花的干燥柱头，大约采摘100朵西红花鲜花，才能得到1克柱头，柱头可作为药材使用。因此它的价格比较昂贵，也被称为"植物软黄金"。中医学认为，西红花有活血化瘀、凉血解毒、解郁安神的功效。《本草纲目》记载西红花："久服令人心喜，又治惊悸。"适用于女性月经不调等症。但因为西红花活血化瘀的效果非常显著，所以孕妇一定要慎用。

西红花药材是暗红色丝线状，有时3个柱头相连，有时分散开来。仔细观察，柱头的顶端略宽，且呈现不规则波浪形，质地很轻，干燥后容易碎裂折断。现在有些贪图暴利的商人，将玉米须、莲须、纸絮等染成红色，冒充西红花出售，但是只要一杯清水，我们就可以辨别真假。

怎么做呢？挑出几根需要鉴别的西红花，将它浸入热水中。真正的西红花，泡水后会出现从柱头向水底延伸的一条金黄色水线，时间略久，整杯水都被染成金黄色，而柱头仍然保持完整状态，针挑也不会断裂。染色制成的伪品西红花，泡水后会把水染成红色，浸泡久了，样品也会碎裂。

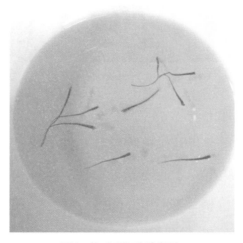

西红花水浸后的颜色

很简单吧？除了观察外形，一杯清水就可以帮助我们辨别真假西红花。中医药人为了保证药材的品质，流传下来这些简便可行的鉴别经验，真的是非常有效呢。

思考：你学会怎样鉴别真假西红花了吗？

古老的
银杏

在南京西善桥的一座南朝（420—589年）古墓里，考古人员发现了一套"竹林七贤与荣启期砖画"，画面采用横幅壁画的形式，记录了魏末嘉平年间（249—254年）在竹林中清谈的七位名士（王戎、山涛、阮籍、嵇康、向秀、刘伶、阮咸）与荣启期，人物之间以不同的树木相隔。在这些树木里，我们可以清楚地辨认出银杏。因为银杏独有的扇形叶片，形态独特，很容易识别。

银杏最早出现在3.45亿年前的石炭纪，是中国特有的孑遗植物。据说，在贵州省贵阳市周边，现在还有9棵五千年以上的银杏树，十分罕见。每年秋天，银杏叶由绿变黄，然后脱落，美丽的金黄色树叶铺满地面，非常漂亮。

银杏是珍稀物种，具有观赏价值，但你知道银杏还是一种药用植物吗？银杏树分雌树和雄树两种，雌雄两株银杏树种在一起会结出淡绿色的银杏果，因为银杏属于裸子植物，种子没有果皮保护，所以我们看到的"果实"其实

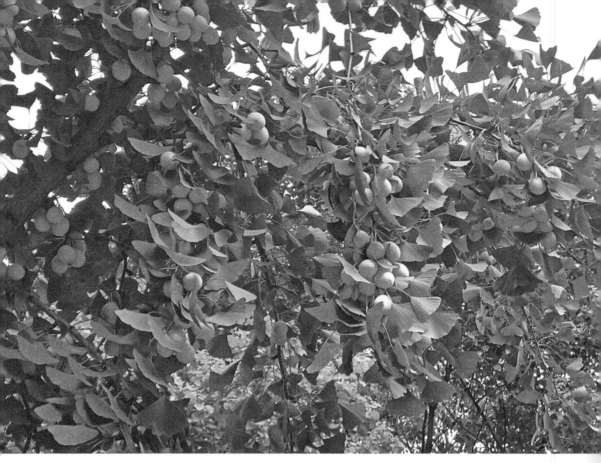

银杏的未成熟种子

就是银杏的"种子"，成熟后银杏种子会从淡绿色变成黄白色。

去掉肉质的外层种皮，剩下的部分就是中药"白果"了。中医学认为，白果有止泻、止咳、平喘的作用，而且还是一种药膳的材料。敲开白色硬壳状的中种皮，剥去膜质内种皮，露出黄绿色的银杏种仁，用沸水煮熟，再去掉里面的绿色胚芽，就可以用来做药膳了。比如白果炖鸭、白果猪肚汤等。但是，白果有小毒，食用过量会出现呕吐、发热、惊厥等症状。10 岁以下的儿童吃白果，即使是去皮去芯煮熟的，建议也不要超过7颗；成年人尽量不要超过15颗。

一旦出现白果的中毒症状，严重的需要紧急送医；轻微的可以口服甘草水解毒，或者用白果硬壳煮水喝来解毒。很奇妙吧？白果的硬壳可以化解白果的毒性，植物自身的相生相克，真是有趣呀！

除了果实，绿色的银杏叶也有通络止痛、降低血脂的作用。瞧，古老的银杏树到今天仍然能带给我们许多益处。中国人从自然界中发现"本草"，应用"本草"，"本草"二字蕴含了中国"人与自然和谐共生"的生命哲学，也体现着中医药"天人合一"的最高理想。

思考：你能说出银杏树上有哪些药材吗？

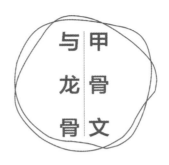

甲骨文与龙骨

在中国的山东省烟台市，有一座中国地质博物馆烟台馆——烟台自然博物馆，里面有一个特殊的展厅叫"王懿荣纪念馆"，陈列着一些甲骨文。甲骨文是中国目前发现的最古老的文字，距今已经有三千多年了。但是，这个博物馆里，为什么会把甲骨文和王懿荣展示在一起呢？王懿荣又是什么人呢？

王懿荣（1874—1900 年）是中国清朝光绪时期的一位文化名人，是当时最高学府国子监的祭酒（也就是校长）。同时，他也是一位中国古文字爱好者，有着深厚的文字篆刻功底。

在 1899 年秋天，王懿荣因为生病需要服用一些中药。他对药材很感兴趣，就仔细翻看药渣，忽然看到有一味叫龙骨的药材，上面刻着一些类似于汉字笔画的图案，他觉得很奇怪，就把药店里所有带图案的龙骨都买了回来。仔细观察比较，他发现每片龙骨上的图案都有些相似。于是，

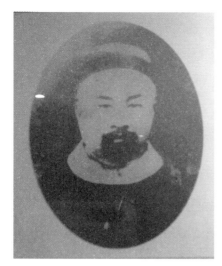
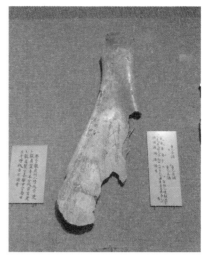

王懿荣与甲骨文（烟台自然博物馆）

他开始大量收购带有图案的龙骨药材，把他所看到的每个奇怪的图案都临摹下来，经过长时间的比较和研究，他确信，这是一种极为古老的文字，而且自成体系。

后来，人们找到了最早发现这些带有图案的龙骨的地方——中国河南省安阳市小屯村，在那里人们又发现了许多带有符号的龙骨。最终人们确认，这是一种来自三千多年前的中国殷商时期的文字。因为这些龙骨主要是龟、兽类的甲骨，所以人们把这些古老的文字命名为"甲骨文"。王懿荣作为第一个发现和研究"甲骨文"的人，被尊称为"甲骨文之父"。他的家乡在山东省烟台市，所以烟台自然博物馆就专门设立了"王懿荣纪念馆"来纪念他。

有没有感觉很奇妙？药材"龙骨"居然帮助爱好思考的王懿荣发现了中国远古时期的文字。那么，"龙骨"究竟是

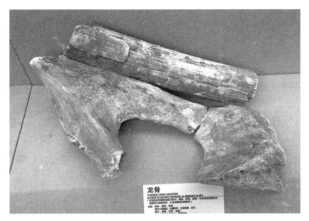

龙骨药材（杭州胡庆余堂）

怎样的一味药材呢？

古代中医认为，"龙骨"一般是指远古哺乳动物的骨骼化石，作为药材使用，可以治疗咳逆、泻痢、便血。后来，河南安阳的村民，从土地里挖到了这些刻有图案的龟甲和兽骨，发现它们也有类似的功效，因此就把甲骨代替龙骨，作为药材出售。由此，才出现了王懿荣因服用龙骨药材，而发现甲骨文的故事。

想一想，如果王懿荣没有深厚的汉字研究基础，如果他不仔细观察，这些刻有古老文字的甲骨是不是还将继续作为药材使用呢？

中华文明历史悠久，在我们生活的环境中充满了自然和历史的宝藏，我们要努力培养善于观察和思考的探索精神，相信未来还有无尽的宝藏等着我们去发掘呢！

思考：你见过真正的甲骨文吗？

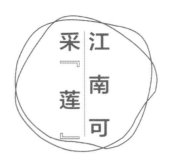

江南可采[莲]

《江南》是一首非常有趣的汉代民歌，在央视的《经典咏流传》第一季中，被改编成当代歌谣。稚嫩的童音，唱着古老的歌谣，清新动人。《江南》的内容是这样的："江南可采莲，莲叶何田田，鱼戏莲叶间。鱼戏莲叶东，鱼戏莲叶西，鱼戏莲叶南，鱼戏莲叶北。"词句朗朗上口，使读者好像置身在一片茂盛的荷塘中，满池莲叶，亭亭玉立，采莲的人们唱着欢快的歌谣，看水里的鱼儿自由地游来游去。

古人对于莲花的喜爱，还远不止于此。宋代的学者周敦颐曾写过一篇《爱莲说》，表达了他对于莲的欣赏，称赞其"出淤泥而不染，濯清涟而不妖，中通外直，不蔓不枝，香远益清，亭亭净植，可远观而不可亵玩焉。莲，花之君子者也"。可见在周敦颐心中，莲花的美好与可敬。

其实我在看古代小说《封神演义》的时候，还看到一个莲花与哪吒三太子的故事，说给大家听听吧。

传说，在古时候的天津，有个陈塘关的总兵（就是当地

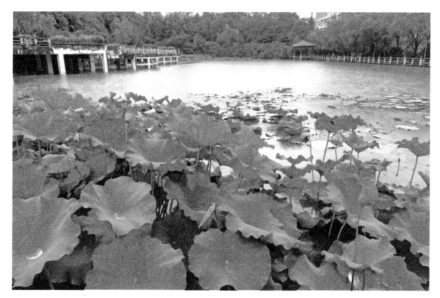

荷塘（重庆三峡医药高等专科学校）

的最高长官），名叫李靖，他的夫人怀孕三年了，孩子还没有生出来。有一天，他的夫人突然喊肚子疼，然后生出一个肉球来。李靖吓了一跳，以为是个妖怪，举剑就砍，结果肉球裂成了两半，跳出来一个白白胖胖的小男孩，十分可爱。正在李靖迷惑不解的时候，有位叫作太乙真人的神仙，降临到他家，说这是一个有灵气的孩子，给他起名叫作哪吒，还赠送给他两件宝贝——混天绫和乾坤圈。

哪吒渐渐长大，听当地的老百姓说，东海里的龙王父子总是兴风作浪，人们都不敢下海捕鱼了。于是，他决心为民除害。他把东海水搅得波浪滔天，然后用混天绫和乾坤圈，打死了龙王三太子，又活捉了东海龙王。不过，回到家里，他却被李靖训斥了一顿，说他调皮贪玩，让他放走龙王。龙王很不甘心，就约上其他三海龙王，抓走了李靖夫妇，要去天宫治罪。哪吒不忍看父母受苦，于是把自己的命赔给龙王。龙王这才平息了愤怒，放回李靖夫妇。

太乙真人听说哪吒死了，就用莲藕、莲花和莲叶重新做成了哪吒的身体，给了他一次全新的生命。看到这里，我觉得真是太神奇了，用莲花做身体，应该满身都是清香吧？

故事当然是虚构的，人类不可能有一个用莲做成的身体。但是，善于思考的中医人却发现，莲的不同部位有不同的药效。比如，盛夏时节，采集新鲜的莲叶，除去叶柄，对折干燥后作为药材荷叶，可以清暑化湿、凉血止血；或者采集盛开的莲花花瓣，收集莲花的鹅黄色花丝，摘下倒圆锥形的莲房，剥出里面白嫩的莲子，分别作为药材使用，都有不同的功效。到了秋冬季节，人们采挖莲藕，做成脆甜的凉拌藕片，或者糯糯的莲藕排骨汤，不仅美味可口，还可以清热生津、补益脾胃。即使做菜时被我们扔掉的藕节，就是莲藕之间那个缩小的，长着一些黑色须根的部分，也可以作为药材，有收敛、止血、化瘀的功效。

看，美丽的莲花，不仅出淤泥而不染，而且全身都可以作为不同的药材，造福人类。真是无愧于人们对它的欣赏与喜爱呀！

思考：莲有哪些部位可以做药材呢？

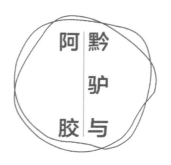

你听说过"黔驴技穷"的故事吗？这个故事记载在唐朝著名文学家柳宗元的《柳河东集·黔之驴》里。黔（现在的贵州、重庆等地区）原本没有驴，有人从外地用船运过来一头驴放养在山里。老虎看到了，以为它很厉害，就躲在树林里观察它。后来老虎试探着靠近驴，戏弄它一下，驴大叫起来，吓了老虎一跳。但是老虎继续观察之后，仍然去戏弄驴，驴发怒就用脚乱踢。最后老虎发现驴并没有很强的搏斗本领，于是就扑上去把驴咬死，美美地饱餐了一顿。后来就有了"黔驴技穷"这个成语，比喻一个人的才能有限，很快就用尽，再也施展不出别的本领了。

在这个故事里，驴因为罕见而让老虎"心

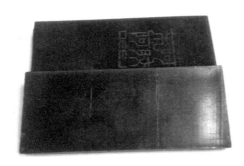

阿胶

生畏惧"。但是在当代，驴已经不陌生了。1980年发行的一部由民间故事改编而成的木偶电影里，聪明的阿凡提惩恶扬善，他倒骑毛驴的形象，十分活泼有趣。出于对阿凡提的喜爱，人们对毛驴的欣赏也增加了几分。

后来，在药材的世界里我们也发现了驴的身影。原来，人们用驴皮作为主要原料，用山东东阿的阿井水进行浸泡熬制，最终制成一种胶状的滋补类中药——阿胶，它有滋阴、补血、安胎等功效。每年冬天，我们看到各大中药店铺都会主推"阿胶"系列的滋补品，如阿胶固元膏、阿胶糕、复方阿胶糖浆等，颇受民众喜爱。

那么，阿胶是不是适合所有人群使用呢？并不是的。阿胶本身呈胶状，有黏腻的特点，长期过量服用会对人的脾胃造成负担，反而起不到滋补的效果。况且，中药材的应用要有专业的中医师来指导，需根据自身的体质特点对症用药，千万不能盲目跟风！

动物类药材是中医药世界里特殊的一类药材。古代中医学家认为，动物和我们人类一样有灵性，所以也有人把动物药称为"血肉有情之品"；把植物和矿物类药称为"金石草木无情之品"。

人类与自然万物共同生活在美丽的地球上，希望我们都能爱惜自然界的草木生灵，相互依伴，一起守护我们的家园。

思考：你能说出阿胶不适合哪些人群服用吗？

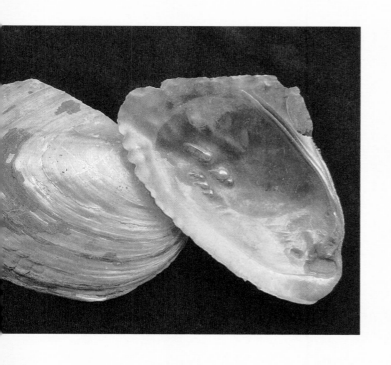

四、华南地区

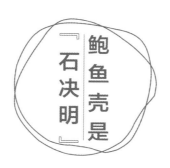

鲍鱼壳是"石决明"

　　在海南省博物馆的非物质文化遗产街里，我曾经看到过一个特殊的手工艺人一直认真地打磨着一片贝壳。他周围摆放着各种不同的形状和颜色的贝壳。在他的店里，有一些用贝壳雕刻或者拼贴成的摆件。于是我好奇地问他，这些画都是用不同的贝壳制作的吗？他抬起头，耐心地回答说，这些画就是用珍珠、牡蛎、鲍鱼、砗磲（chēqú）等软体动物的贝壳，经过加工、打磨和拼贴，创作出的贝雕画。

　　哇，原来这就是贝雕艺术。我忽然想起曾经在故宫博物院看到过一个紫檀嵌螺钿盒，被灯光照耀后，上面那些闪闪发光的人和动植物也是用这样七彩的贝壳做成的，实在是太令人赞叹了。

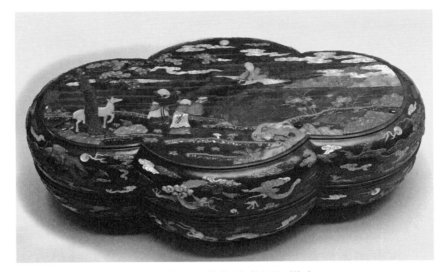

故宫博物院藏紫檀嵌螺钿攒盒

珍珠和牡蛎相信大家都听说过，比如漂亮的珍珠项链，美味的炭烤牡蛎。还有"山珍海味"里最著名的"海味"——鲍鱼，想必大家也有所耳闻吧？不过，你观察过它的壳吗？

今天我们就来聊一聊鲍鱼的壳。

随着交通的便利和海产养殖业的发展，人们即使不去海边，也可以从超市里买到鲍鱼。你吃过鲍鱼吗？你有没有注意过，家人是怎么处理它的壳呢？估计大部分人，都是直接把壳丢弃了吧。

但是古代的中医药人会把不同种类的鲍鱼壳收集起来，清洗干净，打碎或经过高温煅烧后，作为药材使用。处理过的鲍鱼壳有平肝潜阳、清肝明目的功效，入药叫作"石决明"。将石决明与其他药材配合使用，可以治疗头痛眩晕、视物昏花等病症。

除了石决明，在生活中大家可能还见过一种决明子。比如，超市里有些枕头叫决明枕，有些茶叫决明子茶。这些商品里是不是也有"石决明"呢？

其实不然。豆科植物决明和小决明的干燥成熟种子也可以作为药材，有清肝明目、润肠通便的功效，被称为"决明子"。为了与"石决明"相区别，也有人把决明子称为"草决明"。我们所见到的"决明枕"和"决明子茶"里装的就是草决明。草决明与石决明都有清肝明目的功效，但石决明可以治疗头晕头痛，草决明可以润肠通便。二者有共同之处，也有各自不同的作用。

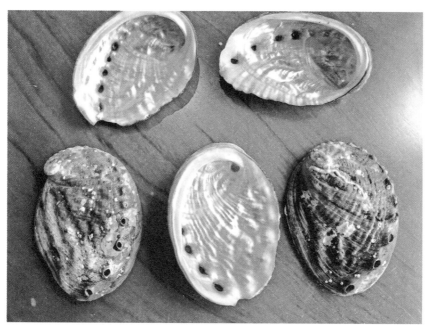

鲍鱼壳

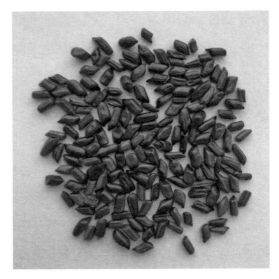

决明子

很奇妙吧！中医药人发现，来自植物和动物的不同药材，居然有着相似的功效。但为了更好地治疗疾病，该如何应用草决明或者石决明，必须经过专业的中医诊断。

思考：你能说出石决明和决明子的不同之处有哪些吗？

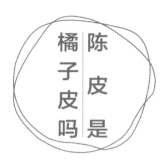

陈皮是橘子皮吗

橘子，肯定每个人都吃过。但是你有没有发现过，妈妈有时候煲汤会放点"橘子皮"？这是为什么呢？

广州市海珠区有一座著名的陈李济中医药博物馆。陈李济是创建于 1600 年的中药厂的名字，至今已经四百多年

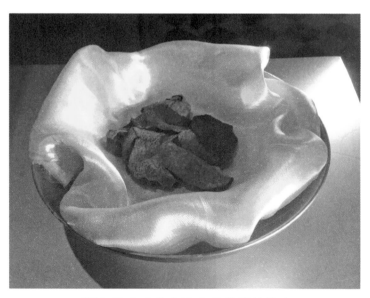

百年陈皮（陈李济中医药博物馆）

了。它被吉尼斯世界纪录认证为"世界上最长寿的药厂"。在陈李济的博物馆里，我们可以感受到浓厚的中医药氛围。不过，里面最令人惊叹的是一块"百年陈皮"，就是已经存放了一百年以上的"陈皮"。

那"陈皮"是什么呢？

陈皮，其实就是橘及其栽培变种的干燥成熟果皮，也就是我们通常说的"橘子皮"。中医学认为，橘皮随着存放时间变长，它的辛辣之气会减弱，理气、和胃、化痰的药效会增强。因此，他们一般会选择存放 1～3 年，甚至更久的橘皮作为药材使用。"陈"也就是"陈久"的意思。

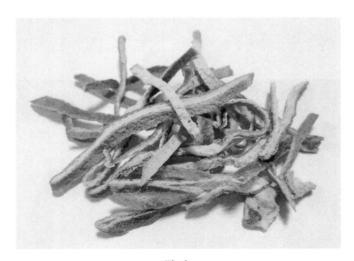

陈皮

全国大部分地区都栽培有橘树，可以剥取果皮作为"陈皮"使用。但是，产自广东的"陈皮"质量更优、药效更好，也被称为"广陈皮"。而"广陈皮"中最优质的就是产于广东省江门市新会区的"新会陈皮",它被认证为中国国家地理标志产品。

广东的新会地区自然环境独特,当地特有的橘树品种"大红柑"果皮油性大、香味浓,是优质的陈皮来源。每年的秋末冬初,人们采摘新鲜成熟的大红柑果实,选取饱满完好无损的果实,用小刀从果实顶部向下划两刀或者三刀,将果皮打开,去除果肉,剩下三瓣状的果皮,经过干燥和贮藏,就是药材"新会陈皮"了。

中医学认为,陈皮气味辛香,是强健脾胃的重要药材,不仅可以行气止痛,健脾和中,而且与半夏、茯苓、生姜等配伍使用还有燥湿化痰的功效(如二陈汤等)。所以,现在大家可以思考一下,妈妈在煲汤的时候放点"橘子皮",会有什么作用呢?没错,加入橘子皮(陈皮)就是想让家人强健脾胃,以促进消化吸收。

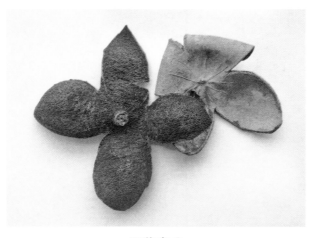

四花青皮

除了将成熟的橘皮存放数年作为"陈皮"药材使用，未成熟的橘皮也可以作药材，被称为"青皮"。人们在每年的5～6月，收集橘树上自然脱落的幼果，晒干后作药材，称为"个青皮"；7～8月间采收未成熟的果实，将果皮剖为4瓣，除去果肉，晒干后作药材，称为"四花青皮"。这两种"青皮"都有疏肝理气、散结止痛、消积化滞的功效。

比较一下，来源于同种植物，一个是成熟的果皮，一个是未成熟的果皮，药用效果类似，都可以健脾消积。只是陈皮存放时间久后，药性变缓和，还具有燥湿化痰的功效。

很神奇吧！你有没有从"陈皮"和"青皮"的采收中体会到古人的智慧呢？他们耐心地收集和观察不同季节的药材，然后详细比较和分析药材的功效，实在是用心良苦，令人敬佩！

思考：你能说出陈皮和青皮之间有什么联系和不同之处吗？

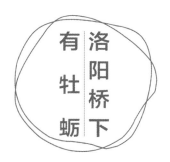

洛阳桥下有牡蛎

洛阳曾经是唐朝的京城。如果我说起"洛阳桥"，你会不会也以为桥就在洛阳城里呢？其实不是的。今天我们要说的"洛阳桥"位于福建省泉州市，又名"万安桥"，是一座著名的跨海梁式多孔大石桥，素有"海内第一桥"之称，也是中国古代"四大名桥"之一。

唐朝末年，社会动荡不安，一部分中原人南迁到泉州一带，感觉此地山川地势很像家乡洛阳，就把这个地方也取名叫"洛阳"。到了宋代，泉州已成为重要的海港，也是海上丝绸之路的起点。为了给海内外贸易提供便利，北宋皇祐年间（1053 年），泉州太守蔡襄主持建造洛阳桥，历时近6 年，于嘉祐四年（1059 年）竣工，开创了建设跨海大桥的先河，实现了"长虹卧波人争越，闽海四洲变通途"的愿望。

但是，由于海潮汹涌、台风侵袭，洛阳桥先后数次被冲毁与重建。为了巩固桥基，古代的桥梁建造者们开创了

"筏型桥基""种蛎固基法"和"浮运架桥法"，对世界桥梁建造技术的发展做出了巨大贡献。

下面我们来了解一下什么是"种蛎固基法"。

"种蛎固基法"是指人们将当地常见的牡蛎养殖在桥梁的基石上，利用牡蛎善于附生在岩礁或其他牡蛎壳上，并且繁殖迅速的特性，把松散的基石胶结成牢固的整体，防止基石被潮水冲垮。这种以牡蛎加固桥基的办法是世界上首次将生物学运用于桥梁建筑。因此，为了有效保护桥基和桥墩，当地还禁止人们采食桥下的牡蛎。

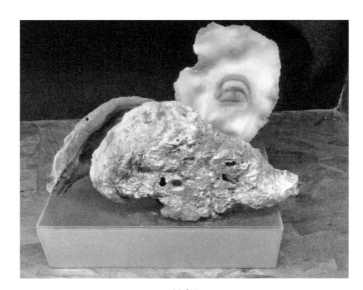

牡蛎

那么，牡蛎到底是一种怎样的生物呢？原来，牡蛎是一种双壳的软体动物，用壳黏附在其他物体上固定。它也是世界上第一大养殖贝类，全球都有分布。早在两千多年前的汉代，中国南海的渔民们就已经掌握了插竹养殖的技术。牡蛎不仅肉质鲜美，营养丰富，中医药人还采集不同种类的牡蛎壳，打碎后作为药材使用，具有安神、补阴、软坚散结等作用。将牡蛎壳用高温煅烧后使用，具有收敛止汗、固涩止痛等功效。

瞧，古代的中国人为了与汹涌的海浪抗争，应用海洋生物的自然特性来建造桥梁；为了与顽固的疾病抗争，应用海洋生物的特性，来治疗疾患。占据地球总面积70%以上的海洋还有多少未知的秘密，等待着人类去探索和发现呢？

思考：牡蛎的药用部位和功效是什么呢？

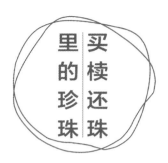

买椟还珠里的珍珠

"成语"大多来自古时候的历史故事，有着固定的含义。今天我们就来讲讲《韩非子》里的"买椟还珠"的故事。

故事讲的是有一个楚国人，打算卖掉一颗漂亮的珍珠。为了卖到更多的钱，他就想把珍珠包装一下。于是，他请来一个手艺高超的木匠，用名贵的木兰做了一个小盒子（古时候，盒子也叫"椟"），再用桂皮、花椒等香料把盒子熏得香喷喷的，又在盒子上装饰了一些宝石、花朵，使它看上去十分精美。然后，他才把珍珠放进这个盒子里，拿到集市上去售卖。

很快，一个郑国人被这个精美的盒子吸引，出高价把盒子买了下来。楚国人非常开心。但是，那个郑国人离开不一会儿又回来了。郑国人将盒子打开，取出里面的珍珠还给楚国人，说：你把这颗珍珠忘在盒子里了，我特意回来还给你。楚国人听了，正不知道怎么办，郑国人已经开心地拿着盒子走了。

后来，人们就用"买椟还珠"这个成语比喻那些取舍不当，或者过度包装的人。当然，尽管买盒子的郑国人不懂得欣赏那颗珍珠，但是其他人们还是发现了珍珠的多种价值。

在东方和西方的博物馆里，我们都可以见到珍珠的存在，作为一种古老的有机宝石，珍珠最常见的应用是作为装饰品。渐渐地，中医药人发现了它的药用价值。

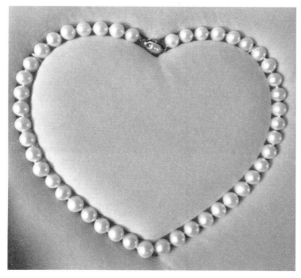

珍珠项链

在中国的药典里记载着，珍珠来源于珍珠贝科动物马氏珍珠贝、蚌科动物三角帆蚌或褶纹冠蚌等双壳类动物。当这些贝类柔软的身体受到外界异物的刺激时，会分泌出一种叫珍珠质的物质，缓慢地将异物层层包裹，最终经过2～5年的时间，才能形成具有特殊光泽的美丽珍珠。

如果你仔细观察，有些珍珠的表面还可以清晰地看到多圈的层纹。珍珠的硬度其实很高，作为药材时需要用水飞的方式将珍珠研磨成粉末，再配伍其他药材使用，可以安神定惊、明目退翳、解毒生肌、润肤祛斑。一些保护眼睛的滴眼液里面就有"珍珠"的成分。

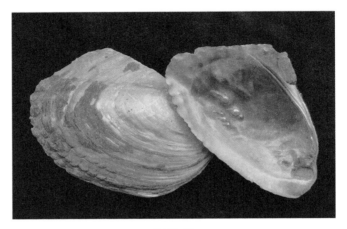

珍珠母

除了珍珠本身，这些珍珠贝类的坚硬外壳，也可以作为药材，被称为"珍珠母"。珍珠母经过高温煅烧，粉碎后使用，具有平肝潜阳、安神定惊、明目退翳的功效。

很神奇吧！原来作为装饰品的珍珠也是一种具有特殊功效的药材。那么，你还知道哪些贝壳可以作为药材使用吗？

思考：珍珠是怎样形成的呢？

劈山救母的"沉香"

在中国有五座著名的山脉，分别用"东西南北中"五个方位命名，合称为"五岳"。它们分别是：东岳泰山、西岳华山、南岳衡山、北岳恒山、中岳嵩山。今天我们要讲的故事就跟"西岳华山"有关。西岳华山坐落在陕西省境内，山势陡峭险峻，被世人称为天下第一险山。

在华山风景区西峰，有一处奇特的景观叫作"斧劈石"，一块巨大的长条形石头，从中间整齐地断裂开来。传说是有个叫"沉香"的男孩，为了救出被困在石洞里的母亲，用一把神奇的斧头劈开了这块巨石。

这个男孩为什么叫"沉香"呢？原来是他的父亲赠送给母亲一块名贵的"沉香"作为定情信物，后来父母离散，母亲为了寄托思念，就给孩子起名叫"沉香"了。

那究竟什么是"沉香"呢？

在中国人眼里，"沉香"其实是一种名贵的香料，也是一种珍贵的药材。中国古代有"沉香、檀香、龙涎香、麝香"四大名香之说，沉香位列第一。我们先来看看沉香是怎么得来的。

沉香来源于瑞香科植物白木香或沉香等含有树脂的木材。这些树受到虫咬、雷击、台风、人工砍伐等外伤，或者被真菌感染之后，会渐渐在伤口内部分泌出树脂，从而形成含有树脂的木材。沉香树被侵染而分泌出树脂的过程也被称为"结香"。因此，黑色树脂与黄白色木质交错分布，就成为沉香的主要鉴别特征。

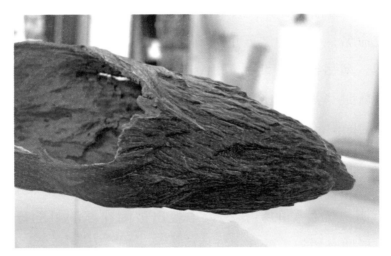

野生上等沉香药材

沉香树主要分布在东南亚和中国南部的海南、广东、广西等地，野生于深山密林中，天然产量稀少，采集也非常危险。而且沉香结香的过程有一定的偶然性，并非所有沉香树都会结香。古代人们得到沉香多属于偶然，所以十分珍贵。

沉香的产地有限，产量稀少，而且结香过程历时长久，树脂的含量也有高有低。因此人们判定，沉香的树脂含量越多，沉香的等级就越高，价格也越昂贵。据《本草纲目》记载，上等沉香因树脂含量高而密度很大，入水即沉，所以也叫"沉水香"；次等沉香入水为半浮半沉状态，称为"栈香"；再次等的沉香，入水不沉而浮于水面者，称为"黄熟香"。

古代的中国人认为沉香是大自然馈赠的瑰宝，将它名列中国四大名香之首。沉香的香气甘甜纯美，也被称为"蜜香"。其香味高雅沉静、舒缓幽深、绵绵不绝，可以起到静心凝神的作用，古代常用于祭祀神灵等重大场合。

同时，沉香作为一种名贵的药材，《本草纲目》还记载：沉香气辛苦、微温，有行气止痛、温中止呕、纳气平喘的作用。现在常见的含有沉香的中成药，如疏表化滞的沉香散，疏肝理气、消积和胃的沉香化气丸等。而且，当代人已经掌握了人工结香的技术，沉香的获得也不再完全依靠自然。随着沉香产量的增加，相信会有越来越多的人爱上沉香。

思考：你了解沉香是怎样形成的吗？

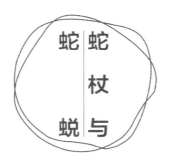

蛇蛇杖与蜕

　　在中国，流传着一个成语故事叫"画蛇添足"。说的是很久以前，楚国有一群人在祭祀典礼结束后分得一小壶美酒。但是美酒太少了，只够一个人喝，该分给谁呢？大家就商量出一个办法，每个人都在地上画一条蛇，谁先画好，这壶酒就给谁喝。

　　于是，每个人都捡起一根小木棍，开始画蛇。有一个人画得最快，可是他左右一看，别人还在画。他心中得意地想：我再给蛇添上几只脚，他们也未必能完成。可是，当他正在给蛇画脚时，旁边一个人就画好了蛇，拿起美酒一饮而尽了。这个最先画完蛇的人气愤地说："明明是我先画好的，你怎么把酒喝了？"饮酒的人说："蛇本来就没有脚，谁让你画蛇添足，多此一举呢！哈哈哈，我先停笔，美酒当然归我咯！"

　　此后，"画蛇添足"的成语就流传下来，用于形容那些自以为是，喜欢卖弄技艺，节外生枝，却弄巧成拙的人。也提醒着人们做任何事，都要适可而止，过犹不及。

中国人用十二生肖来代指不同年份出生的人，十二生肖就是十二种动物：鼠牛虎兔，龙蛇马羊，猴鸡狗猪。其中，蛇排在第六位。

因为蛇类大多生活在深山密林中，且喜欢阴暗潮湿的环境，一些具有毒性的蛇又十分凶猛，所以人们对于蛇的印象，通常会带着一点恐惧。

不过，在欧洲蛇代表的却是智慧和医学。西方的宗教故事中，正是蛇引诱亚当和夏娃偷吃禁果，开启了人类的思想，从而繁衍生息。古希腊神话中，救治无数患者的医神——阿斯克勒庇俄斯，手中就拿着一根盘绕着一条蛇的手杖。传说蛇有一种神秘的疗伤能力，并且熟知一些草木的药性。

现在，我们仍然可以看到，很多与医药相关的机构会采用蛇缠绕手杖或者类似的图案作为自己的标志，大多来源

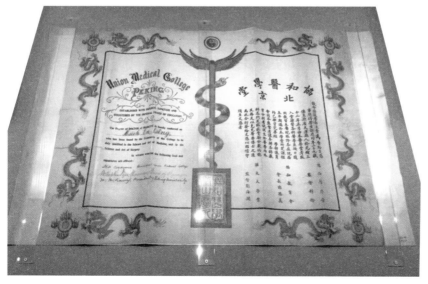

1911 年北京协和医学堂谢恩增的毕业证书上画有蛇杖

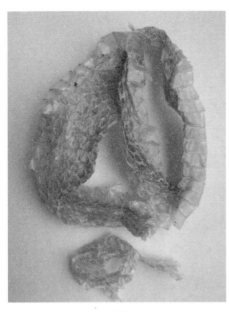

蛇蜕

于古代神话。

蛇除了生性阴冷，令人生畏以外，还有一个特点，就是每年会蜕皮3～4次。在中国西南部的贵州一带，人们认为看到蛇蜕皮，是一件不好的事情，会带来灾难。因此，对于蛇十分恐惧。

但是，勇敢的中医药人却细心地收捡起那些令人畏惧的蛇皮（蛇蜕）作为药材使用。蛇蜕来源于黑眉锦蛇、锦蛇或者乌梢蛇蜕下的干燥表皮，具有祛风、定惊、退翳、解毒的功效。除了蛇蜕，乌梢蛇的全身都可以入药，有祛风、通络、止痉的作用。甚至，剧毒的五步蛇也可作为药材，用于治疗风湿、麻木、中风、半身不遂、抽搐痉挛等病症。

古人观察蛇的生活习性，认为它性善走窜，用来作药材同样可以在人体的经络脏腑各处游走，祛除风湿，疏通经络。他们用自然界生物的习性，来类比入药后的效果，并且十分贴切，真是奇思妙想呀！

思考：你还见过哪些画有蛇的图案吗？

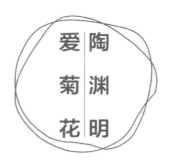

陶渊明 爱菊花

魏晋南北朝时期是中国历史上政权更替最频繁的时期，不同地区和民族之间的战争不断爆发，普通人民的生活颠沛流离、民心涣散。人们都渴望超脱于乱世流离之苦，获得身心的安宁。正是在这个时期，出现了一位优秀的田园诗人，被后世称为"古今隐逸诗人之宗"。他是谁呢？

据说，他生活在今天的江西庐山附近，他的房屋门前有五棵柳树，所以自称"五柳先生"。又有传说，他本来是彭泽县令，有一天，一个贪婪凶恶的上级官员要来当地视察，身边的人劝他整理好仪容，准备好礼物，恭敬地去拜见。他说："我怎能为了这五斗米的俸禄（相当于现在的工资），而向我鄙视的人卑躬屈膝，殷勤献媚！"于是愤而辞官，从此归隐田园。流传下来一个"不为五斗米折腰"的故事。你能猜出来他是谁了吗？

如果我再说出他的代表作《桃花源记》，相信大家都能猜到他的名字了吧！没错，他就是陶渊明。

陶渊明是魏晋时期一个伟大的文学家，他生逢乱世，却品性高洁，不愿与世俗同流合污，于是辞官归隐，躬耕于田园。归隐的生活清贫辛苦，却也怡然自得。他写下的那篇《桃花源记》正是描绘出他渴望平淡安宁、淳朴自然的理想生活。那群遗世独立、不谙世故的先民们，以耕田捕鱼为生，黄发垂髫，怡然自乐，民风淳朴，民情真挚，成为后世无数人的心之所向。人生多苦难，唯有他的精神高洁不屈，才能酝酿出这样淡然宁静的诗篇。

那么，生活在乡野的陶渊明，是否有他喜爱的事物陪伴呢？人们研读他的诗作发现，除了饮酒，他还喜欢描绘四种事物：孤云、归鸟、青松、秋菊。传说，有一年重阳节陶渊明没有酒喝，他在家门口的篱笆边采了一把菊花赏玩。不一会儿，一个叫王弘的人带着美酒来看望他，于是两人赏菊饮酒，尽兴而归。

其实，陶渊明写下的孤云、归鸟、青松、秋菊，都是他内心精神的外现。他用这四种物象分别隐喻着他的孤独、归隐、不屈和高洁。从他写下"采菊东篱下，悠然见南山"之后，菊花就成为人们心目中，高洁品格的象征，代代流传。

据文献记载，中国栽培菊花已经有三千多年的历史。在屈原的《离骚》中就有"朝饮木兰之坠露兮，夕餐秋菊之落英"的诗句。汉代的历史笔记小说《西京杂记》里，还记载着古人酿制菊花酒的方法："菊花舒时，并采茎叶，杂

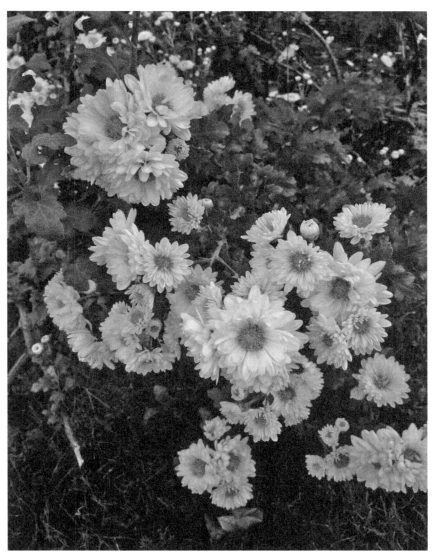

白菊花

黍米酿之，至来年九月九日始熟，就饮焉，故谓之菊花酒。"当时的宫廷贵族，把菊花酒称为"长寿酒"，互相赠送。

这么美好又有品格的菊花，中医药人是怎么应用的呢？翻开中国最早的药物学专著《神农本草经》，里面就有关于菊花的记载，说它味苦性平，久服可以轻身耐老、延年益寿。三国时期，就记载有巴蜀地区的人们种植菊花，因为它的苗可以作菜吃，花可以作药材。可见，自古以来，菊花除了品性高洁、适合观赏，还是一种药食两用的植物。那么，菊花的药用价值究竟如何呢？

中医药人采集盛开的菊花，干燥后作为药材使用，有疏散风热、平肝明目、清热解毒的功效；可以治疗风热感冒、目赤肿痛、疮疡肿毒等症状。根据菊花的品种和栽培地区的不同，还可以分为安徽的"亳菊"、浙江的"杭菊"、河南的"怀菊"等多种类型。

盛开的秋菊，不仅代表着中国人对高洁品格的追求，也是中医药人手中的一味良药。"宁可枝头抱香死，何曾吹落北风中"，以菊花的傲骨来形容陶渊明的精神，代表的并不仅仅是他一个人，更是所有中国人顽强不屈的民族精神。

思考： 你能说出菊花的花有哪些特点吗？

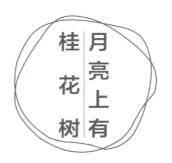

月亮上有桂花树

"诗仙"李白的《古朗月行》相信很多人都听过吧！第一段是"小时不识月，呼作白玉盘。又疑瑶台镜，飞在青云端"。李白把月亮形容成一个飞在天空中的镜子，真是太有想象力了。

然后他又写道："仙人垂两足，桂树何团团。白兔捣药成，问言与谁餐。"这是中国古代神话故事里的说法。传说月亮上有仙人、桂花树和白兔。当月亮变圆的时候，人们可以隐约地看到白兔在捣药，仙人吴刚在不停地砍伐着一棵永远不会被砍倒的桂花树。

今天我们就来讲讲桂花。

在 20 世纪有一首流传很广的民歌，歌名叫"八月桂花遍地开"。所以我想大家都知道桂花的花期是 8 月份，准确地说应该是农历的八月，公历的 9～10 月。你见过桂花树吗？你能描述一下桂花树的样子吗？

桂花是中国十大传统名花之一，很多居民小区里都种有桂花树。现在的桂花树大多根据花的颜色分为 3 种，开淡黄白色花的称为"银桂"，开金黄色花的称为"金桂"，开橙红色花的称为"丹桂"。

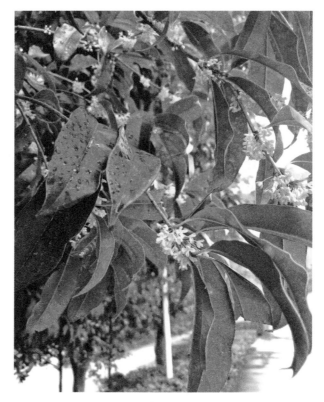

桂花

　　桂花的花香甜蜜芬芳，人们对它十分喜爱，于是人们会采集桂花做成桂花糕、桂花酒、桂花茶等。中医学认为，香味入脾，所以桂花能芳香开胃，有健脾醒胃的作用。

　　那么，桂花的其他部位还可以做药材吗？

　　在我们家庭常用的卤料里，有一种红棕色的片块状树皮，散发着浓烈的香气，是卤味里不可或缺的一种香料，叫作"肉桂"。想想看，"肉桂"是不是桂花的树皮呢？

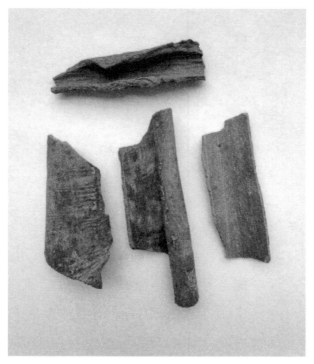

肉桂药材

原来，浓香的肉桂可不是桂花的树皮，而是樟科植物肉桂的干燥树皮，主产于中国南方地区。中医认为，肉桂可以补火助阳、散寒止痛、温通经脉，由于它独特的香气，也常被人们作为香料使用。除了树皮，肉桂树的干燥嫩枝也可以作药材，被称为"桂枝"，有发汗解表、散寒止痛的功效，常应用于风寒感冒等证。著名的"麻黄桂枝汤"里，就有桂枝这味药材。

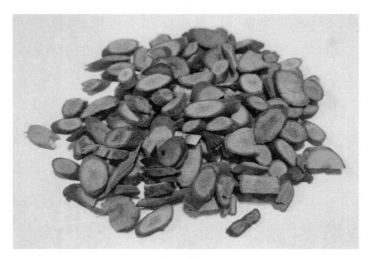

桂枝药材

唐代诗人白居易，在离开江南十余年后，曾写下三首《忆江南》。其中第二首是，"江南忆，最忆是杭州。山寺月中寻桂子，郡亭枕上看潮头。何日更重游？"他在诗中表达了对杭州的美好记忆，游玩山寺，寻找中秋时节的桂子；登上郡亭，欣赏钱塘江畔的大潮。想来，白居易在杭州寻找的，应该就是桂花树的种子吧！

思考：卤菜时用的红棕色浓香味的肉桂皮和桂花有什么关系呢？

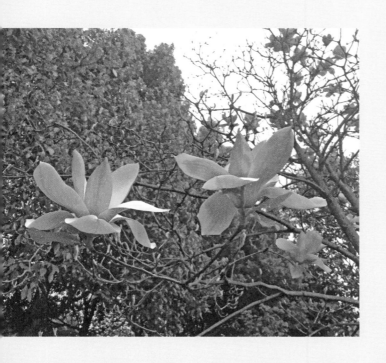

五、华中地区

黄牛肚里有牛黄

　　小时候，每到农历的七月初七，我们院子里一起玩耍的小朋友们都会好奇又耐心地蹲守在葡萄架下面，竖起耳朵，仔细地想要听到一些特别的声音。在葡萄架下，我们想听到什么呢？

　　这得从一个神话故事说起了。

　　牛郎织女的故事在中国民间流传很广，它最早见于先秦时期的《诗经·小雅·大东》。一位谭国大夫对"牵牛"和"织女"两个星座进行了记载。古人对神秘的星空充满好奇，经过长期细心的观察和记录，形成了古朴的天文学知识。"牵牛"和"织女"两个星座就是古人记录下来的。到了东汉时期，出现了"织女七夕当渡河，使鹊为桥"的描写。可见，牛郎织女的故事已经形成。那么，这个故事讲的是什么呢？

　　传说，牛郎是一个孤儿，因为父母早亡，他跟哥哥嫂嫂一起生活。后来，哥嫂分给他一头老黄牛，让他自己耕种，独立生活。这头老黄牛不是一头普通的牛，它有神奇的能力。老黄牛预测某天会有一群仙女到人间游玩，于是他就鼓励牛郎结识了最美丽的织女，两人结为夫妻，男耕女织，养儿育女，生活十分幸福。

但是这件事很快被织女的主人王母娘娘发现了，她要把织女抓回天宫。于是牛郎披上老黄牛死后留下的皮（也有人说是穿上牛皮做的鞋子），让他们的儿女坐进竹筐里，用扁担挑起两个筐，飞升起来去追织女。王母娘娘一看牛郎快要追上了，就拿发簪在两人之间划出了一道银河。从此，牛郎和织女就被分隔在银河两岸了。

后来，善良的喜鹊们每年七月初七都成群结队地飞到银河上，用身体搭起一座"鹊桥"，帮助牛郎和织女见上一面。而我们就可以躲在葡萄架下，偷偷地听他们说的悄悄话。

在汉代的《古诗十九首》中有一首《迢迢牵牛星》："迢迢牵牛星，皎皎河汉女。纤纤擢素手，札札弄机杼。终日不成章，泣涕零如雨。河汉清且浅，相去复几许。盈盈一水间，脉脉不得语。"这首诗描写的就是牛郎和织女的故事。

这个有些伤感的爱情故事一直流传至今。为了纪念他们，人们把七月初七称为"七夕节"，当代人还把这一天称为中国的情人节。我们在感慨两人"相望不相见"的同时，也来聊一聊故事里的老黄牛。

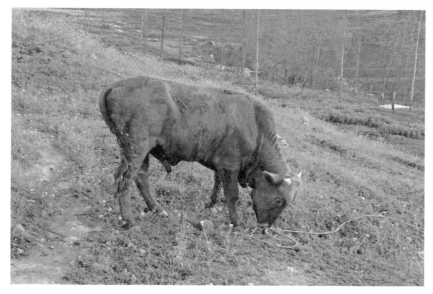

黄牛

人类驯化黄牛的历史最早可以追溯到殷商时期。据说在甲骨文中，有大量关于牛作为祭祀品和运载力的记载。古代中国作为农耕大国，在西汉时期就已经普遍使用牛力耕地了。所以，牛一直都是人类的好帮手。神话故事里的老黄牛也是这样。

除了祭祀、耕田、拉车，中医药人从牛的胆囊中发现了一些黄褐色的结石。这些结石气味清香，外表光滑细腻，容易碎裂；破碎的断面呈层纹状，味道微苦而甜，口尝有清凉感，能清热解毒、豁痰开窍、息风止痉。外用可以治疗咽喉肿痛、口腔溃疡等，内服可用于治疗高热昏迷、惊痫抽搐、中风等症。名贵的中成药安宫牛黄丸里就有牛黄的成分。

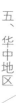

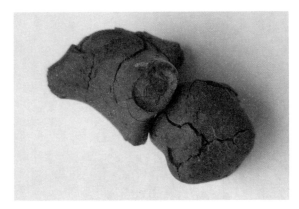

天然牛黄

　　由于天然牛黄十分稀少，所以现在也用牛胆粉、牛磺酸等多种成分加工成人工牛黄，以满足药用的需求。

　　人类与各种不同的动物一起生活在大自然中，感受着日月光辉，经历着生老病死。幸运的是，古人用他们的亲身实践，探索出许多与其他生命和谐共生的宝贵经验，并以此代代相传，护佑着我们的身心健康，生生不息。这些宝贵的经验是我们永远不能忘却的精神财富。

　　思考：你知道牛黄来源于牛的什么部位吗？

大槐树上的药材

我出生在北方，小时候大人教过我一首童谣："槐树槐，槐树槐，槐树底下搭戏台，人家的姑娘都来了，我家的姑娘还没来。"后半部分我已经记不清了，但是回忆起当时我嘴上念着童谣，眼睛看着院子里的大槐树，心里想的却是妈妈新摘下的香喷喷的槐花。她正在厨房里，给槐花拌上面粉和香油，撒上一点盐巴，然后放进锅里蒸熟。那样美味的蒸槐花，我已经很多年没有吃过了。

除了这首童谣，还有一个关于大槐树的故事。

传说，古时候有个人叫董永，他家境贫寒，父母早逝。后来，他去附近的财主傅员外家做长工，赚钱维持生活。有一次，他经过村口的大槐树，看到一位名叫"七姐"的女子坐在树下哭泣，他见她哭得可怜，就问她："你为什么坐在这里哭呢？"那个女子说："我母亲去世后，父亲娶了一位后妈，后妈要把我卖给商人做奴婢，我不想去，就逃跑出来，现在无处可去了。"说着又大哭起来。

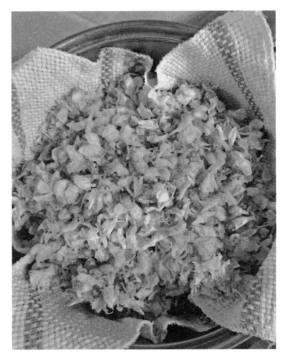

蒸槐花

董永听了，觉得她和自己一样孤苦，非常同情。女子哭了一会，抬头看董永相貌忠厚老实，满脸都是关心，就说："要不你就收留我吧，我们可以相互陪伴，一起赚钱养家。"董永听了说："谢谢你看重我。只是，娶妻需要父母安排，或者媒人牵线，你我两人没有父母主婚，请谁来给我们做媒呢？"那女子环顾四周，看了看身旁的老槐树，对董永说："你问问这棵老槐树，愿意为七姐和董永做媒吗？老槐树如果应声，就是愿意。你我二人就可成婚了。"

董永半信半疑，对着老槐树说："你可愿意为七姐和董永做媒？"老槐树的叶子沙沙作响，隐约传来回答声，说：

"仙女配贤郎，美满世无双。我愿意！我愿意！"董永不敢相信，又问了两遍，老槐树还是这样回答。于是他和七姐一起对着老槐树拜了三拜，结伴回家了。

后面的故事是说这个女子原来是天上的七仙女，私自到凡间嫁给董永，被天宫的王母娘娘发现后，逼她回到天宫，从此七仙女和董永天人永隔。这个美丽的神话故事，寄托了穷苦人民对于美好生活的无限向往。如今这个故事被改编成黄梅戏《天仙配》并广为流传。董永和七仙女"指槐为媒"的情节，既表现出人们对于槐树的喜爱，也隐含着古人相信万物有灵的思想。据说，这棵老槐树至今

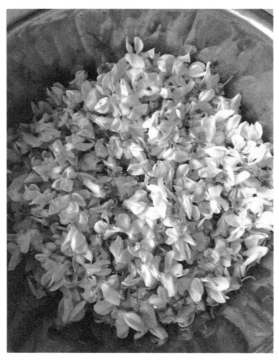

鲜槐花

还在北方地区某个村口生长着，也被叫作"槐媒树"或者"槐仙"。

那么，中医药人是怎么看待槐树的呢？原来，在中医药人的眼里，槐树的花和果实都是药材。春夏之交采集槐花入药，未开放的花蕾叫作"槐米"，盛开的花朵叫作"槐花"，都有凉血止血、清肝泻火的功效。槐花清香甘甜，还可以用来煮汤、拌饭或者做成蒸槐花吃。到了秋冬季节，槐树成熟的果实"槐角"也可以拿来入药，槐角气味香甜如蜜，同样可以凉血止血、清肝泻火。

瞧，一棵大槐树，春夏时节绿叶成荫，还开出香甜美味的槐花，可食用可药用；秋冬季节，又用朴实饱满的果实，守护人们的健康。人类与自然界的各种生物和睦相处、互相依伴，是多么幸福呀！

思考：你见过真正的槐花吗？描述一下它的样子吧！

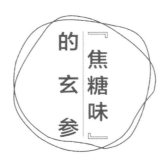

焦糖味
的
玄参

背诵过"千字文"的小朋友应该都还记得开篇的几句话吧？"天地玄黄，宇宙洪荒。日月盈昃，辰宿列张。寒来暑往，秋收冬藏。"这篇中国古代儿童的幼教启蒙文章，每四个字组成一句，全文有250句，共计1000个字，且无一字重复。诵读起来，朗朗上口；仔细思考，又能体会到它的内涵丰富。只是，你知道这篇"千字文"是怎么诞生的吗？

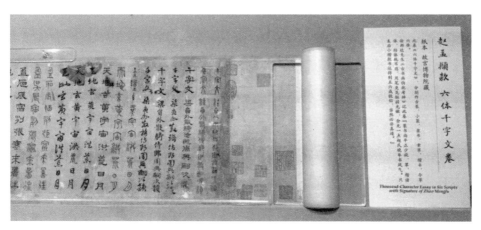

故宫博物院藏赵孟頫款六种字体的千字文

传说，在南北朝时期，梁武帝萧衍希望自己的孩子们能够多读书识字，于是让人从大书法家王羲之的字迹中挑选出一千个字，教孩子们认字。可是，这些字杂乱无章地堆在一起，孩子们记住这个又忘了那个，实在是难以印象深刻。梁武帝想，能不能把这些字编成一篇好读又好记的文章呢？于是请来了自己的文学侍从周兴嗣，请他把这一千个字编排成一篇通俗易懂的儿童启蒙文章。周兴嗣回到家里，苦思冥想，整整一个晚上过去了，终于找到了灵感，写出一篇内涵丰富，又简单明了的四言文章。拿给梁武帝一看，梁武帝非常满意，就命人刻字印刷，代代传承至今。这就是我们看到的"千字文"了。

我们再来看看千字文的第一句"天地玄黄"，天、地和黄字都很好理解，但这个"玄"字是什么意思呢？

其实，在中国古代"玄"代表着"天"的颜色。先秦时期，"玄"代指青色或者蓝绿色；汉代以后，"玄"指的是黑色或者黑中带红的颜色。古代人要经过繁杂的步骤才可以染出黑色，因此把黑色视为尊贵的颜色，只有少数贵族才可以穿黑色的衣服。后来人们又染出了黑中带红的颜色，看起来高贵又神秘，所以"玄"也被用来代指神秘的事物。

中国人喜欢把很多事物都分成五类，颜色也不例外。中国传统的五色是"青、白、赤、黑、黄"，分别对应着"东、西、南、北、中"五个方位。其中，黑色也就是"玄色"。《山海经》当中记载着五方神兽"东青龙、西白虎、南朱雀、北玄武"和中间的"黄龙"。这也体现出古代人们对于五种颜色和方位的匹配命名，以及他们对自然界简单朴素的认知。

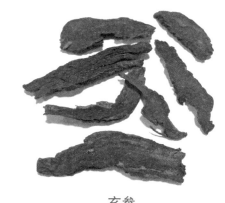

玄参

接下来，我们就来认识一种玄色的药材——玄参，听名字就可以想象它的颜色。"玄"色的"参"，或者直接说它是黑色的滋补类药材，是不是很好记？

玄参来源于植物玄参的干燥根，冬季采挖地下块根后，晒或烘至半干，再堆放在一起"发汗"，如此反复数次至完全干燥。掰开玄参的块根，看到断面变成了黑色，就可以作为药材"玄参"使用了。玄参有清热凉血、滋阴降火等功效。

用鼻子闻一闻，玄参还有焦糖的甜香气呢！

看起来黑色沉闷的玄参，却蕴含着焦糖的甜香气。在帮助人们解除病患的同时，玄参还用它美好的气味，安抚患者焦虑的心。"玄之又玄，众妙之门"，《道德经》里的这句话，放在中药玄参身上也毫不违和呀！

思考：你还见过哪些黑色的药材吗？

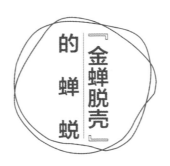

　　清代有个诗人叫袁枚，他擅长写一些清新自然、活泼生动的小诗。有一天他看到一个牧童，在捕捉树上的知了，于是灵感乍现写了一首小诗《所见》："牧童骑黄牛，歌声振林樾。意欲捕鸣蝉，忽然闭口立。"

　　从这首诗里，我们可以遥想出一个牧童捕蝉的场景，栩栩如生地展现在眼前。到今天，这个场景仍然可以见到。因为，知了的鸣叫声是我们对夏天最深刻的声音印象。

　　知了就是蝉。现在的生物学家认为，常见的知了是一种来源于蝉科的昆虫黑蚱。黑蚱是一种靠吸取植物汁液生存的昆虫，它从出生到 3 岁左右，都生活在地下。到了 3 岁这一年的夏至时分，黑蚱幼虫会破土而出，爬到一棵树上，选择某个黑夜或者阴雨天开始它一生中最重要的蜕变。褪去幼虫的外壳，变身成拥有翅膀、可以飞翔的蝉。我们在夏天听到的知了声，其实就是蝉在鸣叫。

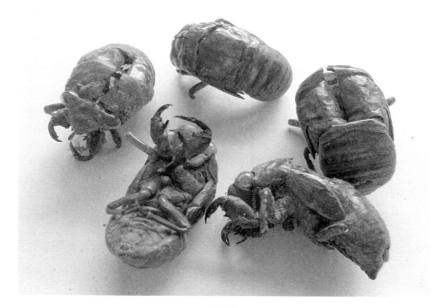

蝉蜕

不过，还有一个小秘密你可能不知道。

蝉其实分为雌虫和雄虫两种。夏天炎热的午后，连续不断鸣叫的是雄虫，它用"歌声"吸引雌虫的到来。雌虫是不会鸣叫的，所以也叫"哑巴蝉"。雌雄昆虫交配产卵几周后，生命就结束了。

蝉在中国古代象征复活和永生。蝉的形象早在商代的青铜器上就出现过。到了汉代，人们会把一个玉石雕刻的蝉放在死者口中，祈祷永生。

我们在形容某种东西很薄的时候会用到一个成语"薄如蝉翼"，如果你仔细观察蝉的翅膀，就会深刻地理解"蝉翼"的轻薄。还有一个跟蝉有关的成语叫"金蝉脱壳"，人们用蝉蜕壳后变身飞走的自然现象，来比喻用计脱身，使人不能及时发觉。

自然界中的黑蚱褪去幼时的壳变身会飞的蝉，得到了短暂的自由。而古代的中医药人却悉心收集它们褪下的虫壳作为药材使用。蝉蜕有疏散风热、利咽、透疹、明目退翳、解痉的功效。常用于风热感冒、咽喉肿痛、声音喑哑、风疹瘙痒等症状。

炎热的夏天里，黑蚱变成了蝉去完成它繁衍后代的使命；中医药人收集它褪下的壳，配制出一剂解表散热的茶饮，真可谓物尽其用、浑然天成。自然界里有无数的奇妙生命，等待着细心的人们去观察和发现呢！

思考：你见过知了和蝉蜕吗？

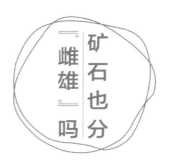

　　中国农历的五月初五是传统节日端午节，也被称为"端阳节"。"端午"一词最早出现在西晋周处编撰的《风土记》中。"端"在中国古代汉语里有开头、初始的意思。"午"来源于中国传统的天干地支纪年法。

　　考古发现表明，早在商朝后期的一块甲骨上就已经刻有完整的六十甲子纪年历。古代的中国人用十个"天干"：甲（jiǎ）、乙（yǐ）、丙（bǐng）、丁（dīng）、戊（wù）、己（jǐ）、庚（gēng）、辛（xīn）、壬（rén）、癸（guǐ），按照不重复的固定顺序分别搭配十二个"地支"：子、丑、寅、卯、辰、巳、午、未、申、酉、戌、亥，来记录年、月、日和时间，每六十年一个轮回。

　　我们看到 2021 年的日历上，写着"辛丑"年，这就是干支纪年法的年份。古人将十二个地支分别对应十二个月份，五月就是"午月"。所以"端午"就是"初五"，五月初五就被称为"端午节"。端午节作为中国首个入选世界非物质文化遗产的节日，在中国不同的地区有着不同的民间风俗。

比如，起源于古代吴越地区（今天的江浙一带）对龙的崇拜，而举办的赛龙舟活动；为了纪念楚国（今天的湖北宜昌秭归地区）诗人屈原，而流传下来的包粽子习俗；还有在家门口挂上艾草或菖蒲，祛病防蚊；饮用雄黄酒、艾叶酒，祛湿避虫蛇；焚烧苍术、白芷等芳香药材，驱除蚊虫、净化空气等。

清朝的时候人们还曾经铸造过一种特殊的纪念币，正面是"五月五日午时"，背面是蛇、蝎、蜘蛛、蜈蚣、蟾蜍五种毒虫的图案，寓意为五月五日佩戴这样的钱币可以驱避毒虫。古人把五月称为毒月，五日称为毒日，午时称为毒时。此时五毒齐出，防不胜防，所以要喝雄黄酒、熏艾草、挂菖蒲，甚至连大米都要用粽叶包起来吃才放心。这些都是中国古人防止瘟疫毒虫的措施。

古人还认为，端午是一年中草木药性最强的一天，人们采集生长旺盛的菖蒲、艾草、佩兰等植物，煮成药汤进行沐浴，可以防治皮肤病。所以，端午节也被称为"浴兰节"。此外，端午节还保留着五色丝线的民俗，即给儿童的手腕、脚踝系上象征五方五行的"青、红、黄、白、黑"五色丝线，以护佑他们健康平安、辟除瘟疫。

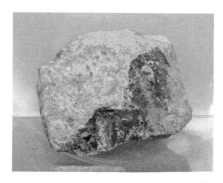
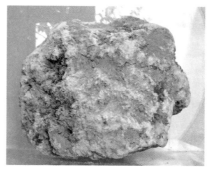

雄黄与雌黄

今天我们就来聊一聊端午节里，用到的矿石类药材雄黄。在北魏时期郦道元编著的《水经注》里就记载了雄黄。那么，雄黄究竟是什么呢？

其实，雄黄与雌黄常常共生在一起，雄黄经过氧化还可以变成雌黄。比如，湖南省石门县的界牌峪雄黄矿现在已经被国际矿物界公认为是世界上最好的雄黄、雌黄晶体产地，有"教科书式的标准矿物"的美誉。

雄黄和雌黄都是砷的化合物，雄黄的主要成分是硫化砷，而雌黄的化学成分是三硫化二砷，二者都具有一定的毒性。不过，中医学认为，雄黄作为矿石类药材，有解毒、杀虫、除恶疮的功效，可以治疗蛇虫咬伤、疟疾寒热等病症。因此，在端午节的时候，人们把雄黄酒洒在屋子外，涂在耳、鼻、额头和脸颊上，或者饮用少量雄黄酒，可以起到避除蛇虫、预防蚊虫叮咬等作用。除了作为药材，雄黄和雌黄还曾经作为传统的绘画颜料应用在宫殿、庙宇等

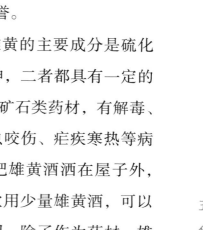

建筑的装饰上。

当代研究表明，因为雄黄含有砷化合物，所以饮用雄黄酒、将雄黄酒涂抹在额头有中毒的风险，是不太安全的。但是将雄黄酒洒在房屋的四角和地面上用来驱除虫蛇，是比较安全可行的方式。

对于前人的经验总结，后人们要悉心加以验证。求真务实，不正是我们需要培养的科学精神吗？

思考：成语"信口雌黄"中的"雌黄"指的是什么呢？

洛阳牡丹
甲天下

作为中国历史上唯一一位女皇帝的武则天，喜欢游园赏花。传说，当她还居住在长安城时，有一年冬天天寒地冻，她到御花园游玩，看到草木萧瑟，百花凋零，十分生气。于是对着园里的花草下起了命令："明朝游上苑，火速报春知，花须连夜发，莫待晓风催。"

当天夜里，所有的花仙子都聚在一起商量：武则天十分强势，如果违抗她的命令，说不定就会把我们连根拔起，扔到院外。大家还是满足她的愿望吧！于是，第二天一早，虽然天空飘起了纷纷扬扬的大雪，但是御花园里的百花还是顶风冒雪，盛开了五颜六色的花朵，十分美丽。武则天看到百花盛开后非常高兴。她在园子里四处游玩，突然看到还有一片荒凉的花圃没有开花。武则天一下子生起气来："这是什么花？竟然敢违抗我的命令！"大家一看，这片花圃里种的都是牡丹花。

武则天大怒："把这些胆大包天的牡丹，马上逐出长安，

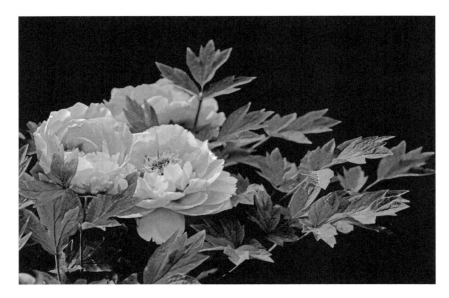

牡丹

贬到洛阳去吧！"随后，这些牡丹都被移栽到洛阳。结果，牡丹一种到洛阳的土地上，马上就长出新叶，开出娇艳的花朵来。武则天听了，更加生气，派人去把牡丹全部烧死。尽管大火焚身，映红了洛阳的天空，但是牡丹花仍然开得鲜艳无比，它不屈服于权贵的傲骨令人十分敬佩。所以，人们就把牡丹尊称为"百花之王"了。

渐渐地，洛阳的牡丹美名远扬，有"洛阳牡丹甲天下"的美誉。武则天与牡丹的故事虽然只是传说，但是牡丹花的美丽却是人人称赞。唐朝诗人刘禹锡曾写过一首《赏牡丹》可以使我们遥想牡丹花开的盛况："庭前芍药妖无格，池上芙蕖净少情。唯有牡丹真国色，花开时节动京城。"

普通人只顾着欣赏牡丹花的美丽，中医药人却好奇着牡丹会有怎样的药效。他们挖出牡丹的根部，去除根里的木心，留下牡丹的根皮，作为药材使用。牡丹的根皮有清热凉血、活血化瘀的效果，与其他药材搭配使用，还可以治疗多种疾病。因为药用的部位是牡丹的根皮，所以这种药材就被叫作"牡丹皮"。

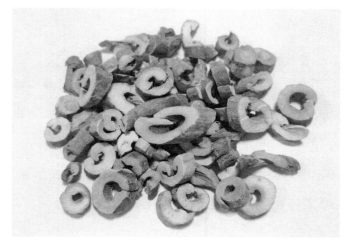

牡丹皮

虽然刘禹锡说"庭前芍药妖无格"，但是中医药人也发现了芍药的药用价值。他们挖出芍药的根，用沸水煮至无白心后刮去外皮，作为中药使用，有养血调经、柔肝止痛、收敛止汗等效果。由于这种药材来源于芍药的根，颜色略呈粉白色，所以叫"白芍"。如果不经过蒸煮和刮去外皮，直接挖取芍药的根作为药材，那就不是粉白色，而是红褐色，被称为"赤芍"。赤芍有清热凉血、散瘀止痛的效果。

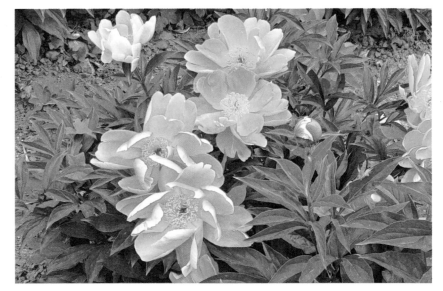

芍药

其实，芍药和牡丹都是同一个家族的植物，都来源于毛茛科。那么你在生活中见过牡丹花和芍药花吗？

思考：你能说出牡丹和芍药的药用部位有什么区别吗？

木兰与辛夷

北宋的郭茂倩曾收集整理两汉及魏晋南北朝时期的一些民歌，编著成《乐府诗集》100卷，流传至今，已被收藏在中国国家博物馆里。其中有一首长篇叙事民歌《木兰诗》（也叫《木兰辞》），被称为"乐府双璧"之一。

今天我们就来认识一下《木兰诗》里记载的一位叫作"木兰"的女英雄。根据诗歌内容，我们可以了解到这样一个故事：在中国的南北朝时期经常爆发战乱。有一个名叫木兰的女孩不忍心让年迈的父亲和年幼的弟弟去参军远征，就勇敢地女扮男装替父出征。历经十余年漫长的军旅生活，她参加了无数次战役，终于胜利归来。君王见她战功显赫，就问她想要什么赏赐？木兰说，她不需要高官厚禄，只想回到家乡，侍奉父母。于是，木兰和同伴们获准，千里迢迢回到故乡。父母姐弟十分开心地迎接她回家。木兰又重新换上女孩的装扮，当与军队里出生入死的同伴们见面时，同伴们大吃一惊："同行十二年，不知木兰是女郎！"

就这样，随着《木兰诗》的传播，英勇无畏、坚强善良的木兰替父从军的故事就代代流传下来，成为中国历史上为数不多的"女英雄"形象之一。

古人给女孩取名字通常会用到身边的各种植物名，比如"芝""兰"等。其实，本草的世界里也有"木兰"。

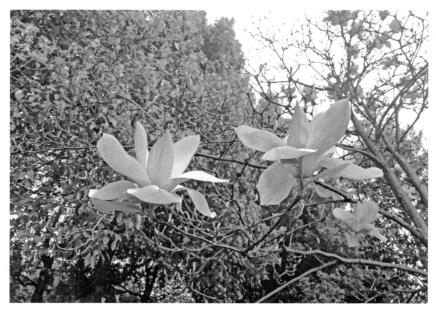

木兰的花

初春时节，到处可以见到的白玉兰、紫玉兰、荷花玉兰等观赏植物。它们盛开着大而鲜艳的花朵，十分惹人喜爱。这些植物都属于"木兰家族"。植物分类学家把它们叫作"木兰科"植物。除了美丽的花朵，你们有没有注意到，花朵开放之前，它小小花蕾的样子呢？

善于观察的中医药人，自然注意到了这些花蕾。他们仔细观察木兰科白玉兰、望春玉兰等植物的花蕾，发现这些花蕾外面是一层灰绿色的茸毛，形态看起来像毛笔头。所以，他们把这些木兰科的植物也叫"木笔花"。

中医药人收集这些未开放的花蕾认真辨别它们的药效，发现它们能驱散风寒、疏通鼻窍。于是，给它们起名叫作"辛夷"。"辛"是代指它疏散风寒的特性；"夷"来源于"荑"，意思是植物初生的嫩芽。

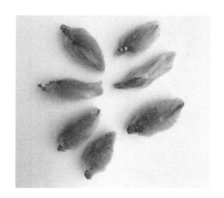

辛夷

他们把这些花蕾用纱布包裹起来煎煮，以煎煮的蒸汽熏鼻，可以有效治疗慢性鼻炎。将这些花蕾与其他药材搭配使用，还可以治疗风寒引起的鼻塞流涕等症。由于"辛夷"具有良好的疏通鼻窍的作用，中医药人称它为"鼻家圣药"。

北朝时期勇敢坚强的"木兰"，用自己的英勇无畏保家卫国，是人人称赞的"奇女子"。木兰科药材"辛夷"也能帮助人们战胜疾病、保卫健康。其实，木兰所代表的中国人英勇无畏、精忠报国、守护家园的赤子之心，与中医药人仁心济世、守护健康、以身试药的大无畏精神不谋而合。守卫家园、守护健康，恰恰是我们每一个人的真诚心愿。

思考：你还认识哪些木兰科的植物呢？

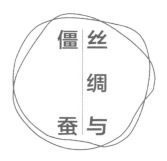

丝绸与僵蚕

古代中国有两条著名的"丝绸之路"。一条蜿蜒在西北的大沙漠里，经过陆地，通往古代罗马和波斯地区；另外一条摇荡在茫茫的大海上，通过海上航线，连接着东南亚及西欧各国。那么，为什么要用"丝绸"来命名这两条中外交流与贸易之路呢？

"丝绸"是中国传统服饰里面最珍贵的布料之一，那你们知道丝绸是怎么制作出来的吗？你知道丝绸用的"丝"其实是来源于"蚕"吗？

在中国古代流传着一个先蚕娘娘的故事。传说，黄帝的妻子叫嫘（léi）祖。有一次，她在野桑林里喝水，树上有只野蚕茧刚好掉进了她的碗里，她想要用树枝挑捞时，发现树枝上挂出了蚕丝，而且连绵不断、越扯越长。于是嫘祖就用蚕丝纺成线，再织成衣服。这种衣料轻薄柔软、十分贴身。此后，人们开始大量培育野蚕、织造丝绸。嫘祖也被后世尊称为先蚕娘娘。

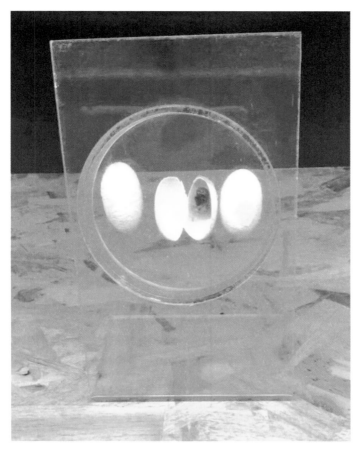

蚕茧壳

　　现在能够见到的各种文献记载和出土实物都表明中国是
世界上最早培育野蚕，并缫丝织绸的国家。因此，丝绸就
成为中国的代表性商品，沿着陆地和海上航线走向了世界
各地。现在你明白为什么会叫作"丝绸之路"了吧？

　　除了抽丝剥茧、织造丝绸，蚕还可以作为中药使用。

　　人们在养蚕的过程中发现，幼蚕会被一种叫作白僵菌的
真菌感染而病死。中医药人将这些被白僵菌感染而死的幼

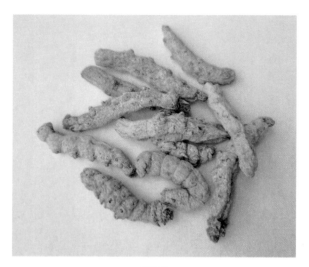

僵蚕

蚕干燥后作为药材使用，称为僵蚕，有息风止痉、祛风止痛、化痰散结的功效。他们还收集家蚕的干燥粪便，作为药材蚕沙使用。蚕沙有燥湿祛风、和胃化浊、活血定痛的功效。古代民间还有人用蚕沙填充枕头，以达到清肝明目的效果。将蚕沙炒热后装入袋中趁热外敷，还能用于治疗腰膝关节疼痛、祛除风湿等。

　　思考：你知道，蚕宝宝吃的食物是什么吗？

唐代壁画
上的百合

今天我们要聊的，是我在陕西历史博物馆里看到的一幅壁画。

2016年，陕西历史博物馆入选中国20世纪建筑遗产。这座仿唐风建筑的陕西历史博物馆，馆藏文物多达170万余件，上起远古人类使用的简单石器，下至当代社会生活中的各类器物，时间跨度长达一百多万年。馆藏文物琳琅满目，精品荟萃。尤其是何家村出土的唐代金银器物，数量众多、千姿百态的唐三彩陶俑，还有举世无双的唐代墓葬壁画，都令人叹为观止。

唐代墓葬壁画陈列在展馆的地下一层，一共有近600幅，画面面积1000多平方米，是陕西历史博物馆里的珍贵藏品。画面内容涉及人物、建筑、狩猎、生活，以及唐朝与邻邦的友好交往等，是反映唐代社会的重要形象资料。

我仔细看过展出的壁画，十分生动传神。可以想象出，当时的画师，是多么用心地画下每一根线条，描绘着每一个人物、事物。不过，我最感兴趣的还是画里出现的植物。于是，我就发现了一株高大的百合。

百合是一种多年生的草本植物，有着美丽的花朵和肉质的地下鳞叶，原产于中国。当代生活里，百合花经常会出现在婚嫁仪式上，寄托着人们对百年好合、白头偕老的期盼。而百合的地下鳞叶则是我们常见的美食原材料。干燥的秋季，煮一碗百合银耳汤，或者百合莲子粥，用新鲜的百合清炒做菜等，洁白如玉的百合鳞叶，不仅可以饱腹，还能观赏。

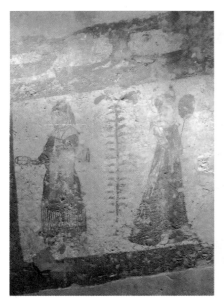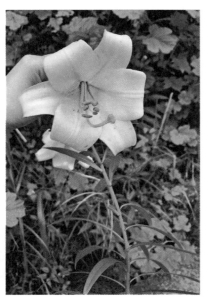

唐代壁画上的百合与真实的野百合

在中医药人的眼里，除了日常食用，百合鳞叶还是一味养阴润肺、清心安神的药材。它可以治疗阴虚燥咳、虚烦惊悸、失眠多梦等病症。中国药典里收载的百合药材来源有三种：卷丹、百合和细叶百合。而经园艺师们培育出来的百合已经多达 120 种了。

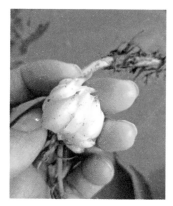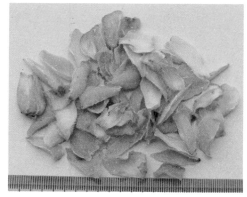

百合鳞茎与药材

所以，只要看到大大的六瓣花朵，长长的茎叶，叶子和茎的连接处有颗黑色的珠芽，无论花朵是什么颜色，你都可以推测它是某种百合植物。

思考：你还见过哪些跟百合类似的植物呢？

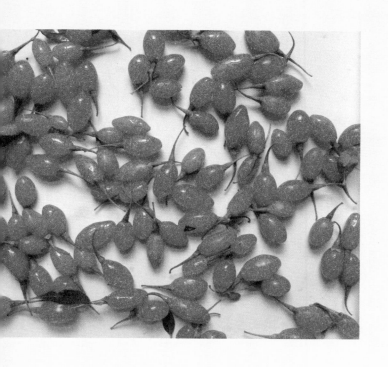

六、西北地区

调和诸药的甘草

传说，在明朝的时候，有一个药铺的掌柜叫刘兴帮。一天傍晚，他在家门口乘凉，碰巧遇见隔壁正在城里学中医的李二苟。李二苟看见他之后大吃一惊，说："大伯，您这是要生病了，得赶紧医治呀！"刘掌柜顿时生起气来："我吃的香，睡得着，身体好好的，没啥毛病！你可真是胡说八道！"李二苟见他毫不相信，就叹口气回家去了。

没想到，过了几天刘掌柜果然病倒了。他头昏脑涨、全身无力、什么也吃不下。他这时候想起来李二苟的话，连忙请人去找他。可是李二苟不在家，反而是李二苟的母亲拿出一个药方来说："刘掌柜，我儿子去城里学医了，他留下这个方子，说是您来了就交给您。"刘掌柜拿到药方一看，上面写着：甘草四两，水煎服，代茶饮。他半信半疑，想着甘草药性平和、味道甘甜，又没有毒性，就试试看吧。喝了几天之后，刘掌柜果然病情好转，身体渐渐康复了。

刘掌柜十分好奇，为什么单单一味甘草就可以治好自己的病呢？他再见到李二苟的时候就虚心地向他请教。李二苟说："刘大伯，您常年在店里炮制不同的药材，每种药都会亲自品尝，时间长了，就积累下一些药毒，用甘草正好可以化解百药之毒。平常人用甘草只要一点点就可以了，给您用了四两是因为您中毒日久，需要加大剂量呢！"刘掌柜听后，非常赞许，夸奖他说："好孩子，你这么用心观察，认真学习，将来一定能成为一位优秀的中医。"

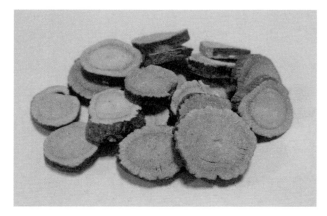

甘草饮片

在这个故事里，药材的主角只有一个，那就是甘草。至于大剂量的甘草应用只是传说故事，需要慎行。而仅仅听甘草的名字，我们就可以联想到它的味道可能是甜的。没错，古人在山野里发现了这种甘甜的草根，就给它起名叫作"甘草"。甘草最早被记载在《神农本草经》里，被列入可以久服无毒的上品。其药性平和、味道甘甜，有补脾益气、清热解毒、祛痰止咳、缓急止痛的功效，还可以调和诸药。唐朝的甄权在《药性论》中记载："甘草能解一千二百种草木之毒。"实在是令人惊叹！

中医们常说"十方九草"，意思就是大概十个药方里，九个都会有甘草。这正是因为甘草能调和诸药，化解不同药物的偏性。因此，中医药人还给甘草起了个雅号叫作"国老"。在古代，国老指国之重臣，是一个非常重要的人物，通常要德才兼备，善于调和矛盾，以辅佐君王，使国泰民安。把甘草称为"国老"，可见它在中医药人心目中的地位。

现在的甘草多栽培在我国大西北的沙漠地区，它的地上植株矮小，但地下的根系却生长旺盛，最长的甘草根可以长到3米以上。在大西北广袤的沙漠里，尽管自然环境十分恶劣，甘草却蕴含着它独特的甜。也许，它也在无声地告诉人们，心存美好，平和处世，生活就会甜美安宁。

思考：你能说说看，为什么中医师经常在药方中加上一味甘草吗？

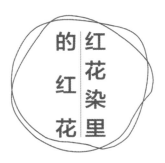

红花染里的红花

在《国家宝藏》第二季新疆博物馆的展示里，介绍了三尊来自一千三百多年前的绢衣彩绘木俑（yǒng）。北京的服装设计师楚艳用植物染的技术，把这三尊木俑的衣服和妆容真实再现出来，并由此设计出一系列的中国传统服饰。

楚艳在介绍植物染时说，这三尊木俑身上的衣服都是古人用植物材料染色的。比如红色，可以用红花、茜（qiàn）草、苏木来染；黄色，可以用栀子、石榴皮、黄柏（bò）来染；蓝色，可以用蓼蓝、木蓝等植物的枝叶，经过发酵后制成靛（diàn）蓝来染。

其实，楚艳介绍的这些植物染料也是我们常用的药材。古人除了把植物作为药材使用，还会把植物作为染料。他们采集红花、茜草、苏木、蓝草等植物材料，不仅能帮助人们治疗疾病，还可以染出丰富多彩的颜色，装点人们的生活。

比如，红花据说起源于埃及，在唐朝时经过古代丝绸之路传入长安，然后被唐朝的人们应用在生活中，作为染料、胭脂和药材使用。楚艳说，新疆博物馆里的绢衣彩绘木俑，身上的红黄二色就是用红花染成的。这种染色技术也被称为红花染，或者植物染。用植物染出的色泽纯真自然，并散发出独特的香气，历经千年而不褪色。直到现在，植物染还作为一门独特的手工技艺，代代相传。

除了作为药材和染料，红花还是一种化妆品的原料。貌美如花的唐朝女子在盛装打扮时，用红色胭脂在额头点花钿（diàn），在脸颊描面靥（yè），在唇部点口脂，将迷人的红色绽放在每一个女子的身上和脸上，衬托出盛世大唐子民无尽的骄傲和自豪。

当代药用植物分类学认为，红花是菊科植物红花的全

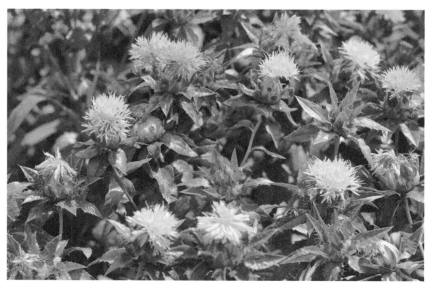

红花植物

花。夏季花朵由黄变红时采摘，干燥后作为药材使用。中医药人经过实践证明，红花是一味活血化瘀的药材，具有活血通经、散瘀止痛的作用。家庭常备的正红花油的主要成分就是红花，用它外敷或者涂擦，可以治疗身体各部位的跌打损伤。但是，孕妇需要慎用红花，有滑胎的风险。

我们今天向古人学习可以获得无穷的生活智慧。这些智慧，其实都来源于古人对自然的学习和认识。他们尊重自然、利用自然、改造自然，然后发现并明白，自然给予人类的是无尽的宝藏。

思考：你知道用红花可以染出哪些颜色吗？

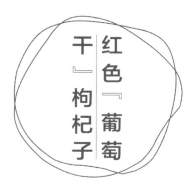

红色『葡萄干』枸杞子

说起葡萄干，相信大家都不陌生吧！生活中，我们经常见到的葡萄干大多是绿色或者紫黑色的，不知你有没有注意到，还有一种红色的果干与葡萄干很相似，它的名字叫作"枸杞子"。

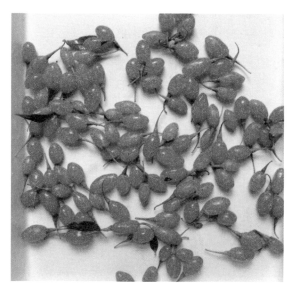

鲜枸杞子

传说，古时候有个人去终南山寻访神仙，路上见到一个年轻貌美的女子，拿着鞭子追打一个头发花白的老人，他连忙阻拦，并且批评那个女子不尊敬老人。那个女子哈哈大笑，指着老人说："他是我的小孙子，我是他的奶奶！"这个人大吃一惊，表示不能相信，那个老人也证实说："没错，我就是她的小孙子，她是我的奶奶。"那个人连忙追问女子是怎么做到青春永驻的？那年轻女子说："我一年四季都以枸杞为食，春天吃枸杞的嫩苗，夏天吃枸杞的花，秋天吃枸杞的果实，冬天吃枸杞的根，这样就青春常在啦！这个小孙子整天只吃大鱼大肉，所以我才要打他。"那人听说如此，请求女子赠送他一颗枸杞苗，回家悉心栽种，从此食用枸杞，也得以延年益寿。

这个有趣的故事当然只是传说。中医药人采摘枸杞的成熟果实，干燥后作为药材"枸杞子"使用，有滋补肝肾、益精明目的功效。李时珍在《本草纲目》中记载："河西及甘州者，其子圆如樱桃，干亦红润、甘美，味如葡萄，可做果品食用。"由此可见，明代的人们就已经认识到枸杞子的功效和用处了。那《本草纲目》中提及的"河西及甘州"又是哪里呢？

香港浸会大学赵中振教授经过文献考证与实地调查，认为"河西及甘州"就是现在的宁夏地区。历史上枸杞子的主要产区也正是宁夏的中卫市中宁县。据说，现在还可以在当地见到一棵树龄超过百岁的"枸杞王"，当地人认为现在栽培的枸杞树，都是它的子孙后代。

除了果实，枸杞的根皮也是一种中药材，叫作地骨皮。地骨皮有凉血除蒸、清肺降火的功效。所以，故事里的女子"春采杞叶夏摘花，秋收果实冬挖根"，一年四季以枸杞为食，得以身体康健、青春永驻，虽然夸大了枸杞子的功效，但是也说明枸杞子的保健作用被百姓广泛认可。现在，枸杞子已经被列入我国第一批药食两用品种目录中。不过，任何药材或者食物都不能过量服用，因为每种药材都有自己的独特药性，长久服用会产生一定的药物偏性，未必都对你的健康有益。

思考：你知道人们一年四季都可以从枸杞身上采到哪些药材吗？

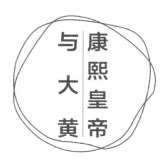

康熙皇帝与大黄

北京城里有座著名的老药铺，叫同仁堂。这家药铺最早创建于清朝的康熙皇帝时期（1669年）。从1723年开始，同仁堂就专门给皇宫提供药材，先后经历了八代皇帝共188年。其实，北京城那么大，药铺也一定很多，为什么同仁堂能够成为专门给皇宫提供药材的店铺呢？

这要从一个故事说起了。传说，少年时期的康熙皇帝，曾经得了一场怪病，全身红疹、奇痒无比，皇宫中的御医们想了很多办法都没能治好。一天，康熙打扮成普通人，走出宫去散心。他四处溜达，无意间走进了一家小药铺，说起自己的病症，十分焦虑。药铺郎中听后，给了他一些大黄，叮嘱他不要太担心，用这些大黄泡水洗浴，很快就会好起来的。康熙有点不太相信，那个郎中说："治不好不收你的钱，放心吧！"康熙回到皇宫里，就按照药铺郎中的嘱咐每天用大黄泡水沐浴一次。果真，他的红疹很快消失了。康熙非常高兴，为了感谢那个郎中，他亲笔写下

"同修仁德，济世养生"的大字牌匾，并赠送一座大药房给那个郎中，起名为"同仁堂"。

如果你看到过"同仁堂"药铺，你就会在它的正门处发现一副非常显眼的对联："炮制虽繁，必不敢省人工；品味虽贵，必不敢减物力。"意思是说，药材的加工虽然很烦琐复杂，但是同仁堂一定不会偷懒，节省人工；药材的品种虽然很多，有些药材也十分贵重，但是同仁堂也一定不会偷减物料。

这副对联，激励和警醒着所有中药行业的工作人员：务必诚实守信，精益求精。

那么，治好了康熙皇帝的大黄，究竟是一种什么药材呢？

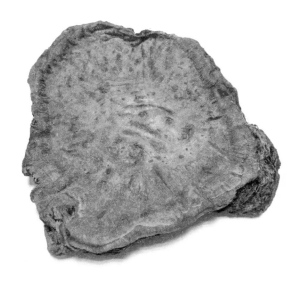

大黄

原来，大黄的药材来源有三种植物，分别生长在青海、甘肃、四川等地，因为植物叶片的形态不同，可以分为掌叶大黄（叶片掌状深裂）、药用大黄（叶片掌状浅裂）和唐古特大黄（叶片羽状深裂）。秋冬季节，中医药人采挖大黄植物的地下根茎，将粗大的根茎切成厚片，再经过干燥，就可以作为药材大黄使用了。大黄的主要功效是清热泻火、凉血解毒等，康熙的病可能是热毒红疹。大黄有很强的泻下作用，所以还被中医药人称为"将军"，可以帮助一些内热积滞的患者清理肠道，排出体内的热毒。如果将大黄捣碎，外敷在患处，还可以治疗烧烫伤。

这些与人类共同生长在天地间的花草树木，无论它长在哪个地方，总是会默默地陪伴着我们，用它们独特的药效，帮助人们战胜疾病。爱惜自然，就是爱惜我们人类自己。

思考：你能说出大黄的药效吗？

黄岐
岐黄
黄与
芪

　　生活中，我们常常会听到，人们把中医的医术称为"岐黄之术"。那你有没有好奇过，为什么中医会被称为"岐黄之术"？"岐黄"是什么意思呢？

　　如果你还听说过，学习中医药的经典著作《黄帝内经》的话，那就很容易理解"岐黄"二字了。原来，"岐""黄"两个字，分别代表着传说中的两个著名人物，"岐"是指的"岐伯"，"黄"指的就是"黄帝"。

　　传说，黄帝也被称为"轩辕氏"，他统一了各个部落，并制定了天文历法，教导人们养蚕驯兽，而且在医药、音乐、算数和建筑的发明上，都做出了很大的贡献。"岐伯"是一位医药学家和博物学家，传说是黄帝的老师和重臣。他精通医术，遍识百草，博学多才。

　　我们现在能够见到的，已经流传了两千多年，被中医药人奉为经典著作的《黄帝内经》，记载的就是"黄帝"和"岐伯"的对话。二人在一问一答中，详细解释了中国传统医学的基本理论，如"人与自然和谐共生"的整体观念、"望闻问切"的独特诊断方法、人体内的经络与脏腑分布，以及人们生病的原因与治疗方法，甚至如何预防疾病等，都有着详细的记载。这部经典著作，至今还指导着传统中医药学的应用与发展。

追溯了中医与"岐黄"的渊源，我们再来认识一种叫作"黄芪"的中药吧。是不是很有趣？"岐黄"之中有"黄芪"。

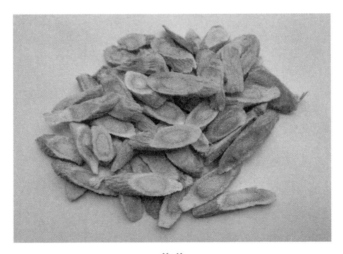

黄芪

黄芪是一种生长在我国大西北的植物，它的地上植株最高可以长到两米，采挖地下的根，干燥后就是中药"黄芪"了。李时珍在《本草纲目》中记载："黄芪，色黄而长，为补药之长。"黄芪的颜色是黄白色，根很长，药用有补气生津、利水消肿、敛疮生肌等功效。黄芪通常被切成薄片使用，淡黄白色的黄芪片，有类似小菊花的木心，仔细闻闻，还能嗅出甜甜的豆香气。

黄芪的补气效果很好，拿来泡水喝，适合全身无力、表虚不固的人。擅于"岐黄之术"的中医药人，用"黄芪"来治疗疾病，真是天作之合呀！

思考：你还知道哪些可以补气的中药吗？

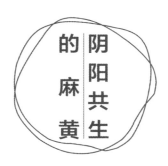

阴阳共生的麻黄

　　小朋友们，我想先问大家一个问题，你们有没有观察过自己的影子？它什么时候会出现，什么时候又会消失呢？

　　我们来想象一下，一个阳光灿烂的春天，你站在一块绿油油的草地上，面朝太阳，你的身后会出现什么呢？没错，正是一个黑色的影子。这个影子为什么会出现呢？如果用光学原理来解释，这是因为我们的身体是不透光的，阳光不能穿过我们的身体照射到草地上，所以草地上就形成跟我们的身体轮廓一样的，没有光的"阴影"部分，被称为"影子"。

　　如果你能理解这种阳光与阴影的关系，我们就可以聊一聊，中国古人从许多类似于这样"明与暗"的对比中，总结出来的"阴"与"阳"了。

　　我们再用天气的阴晴变化来解释中国传统文化中的"阴""阳"两个字。比如：有太阳的天气，晴空万里、阳光明媚，就可以称为"阳"；没有太阳的天气，阴云密布、

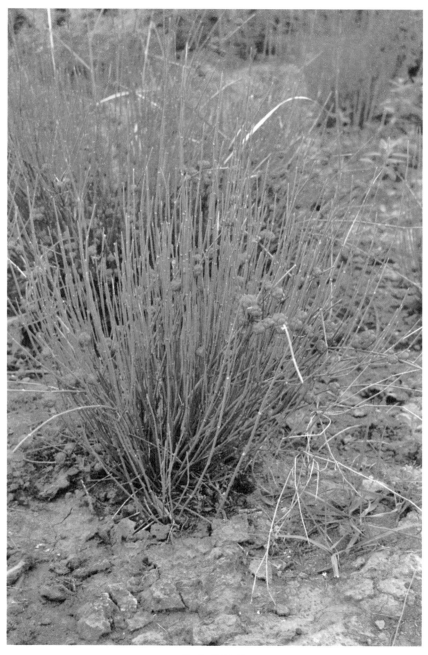

草麻黄植物

沉闷灰暗，就可以叫作"阴"。要是请你描述一下，在"阴雨天"和"阳光天"里，心情的不同变化，你会怎么形容呢？

积极的、温暖的、明亮的、外向的、动态的；消极的、寒冷的、灰暗的、内向的、静态的……分别可以形容哪种天气的心情呢？

答案很明显吧！积极的词语都可以用来形容"阳"；消极的词语可以用来形容"阴"。这些现象几乎可以概括古人对于世间万事万物的认知和理解。因此，在《易经·系辞上》里，就可以看到"一阴一阳之谓道"的记载。这句话的意思是说，世间万事万物的变化规律，都可以用"阴与阳"的相互关系来解释。

那么，"阴"与"阳"有什么关系呢？

首先，它们是完全不同的。比如"明亮"与"黑暗"；其次，它们又是相互转化的，比如在洒满阳光的草地上，人的身体移动到哪，人的影子就会跟随到哪。也就是说，原本"明亮"的草地，都可能因为身体的移动，而进入"黑暗"中；最后，它们是"阴阳共生"的。假如没有光照，在一片漆黑中，我们是不能区别出"明亮"与"黑暗"的。所以，"阴"与"阳"也是共生的。

讲到这里，你能初步理解中国传统文化中的"阴"与"阳"了吗？当然，阴阳的内涵同样适用于中医药学。今天我们就来认识一种"阴阳共生"的药材——麻黄。

麻黄药材来源于植物草麻黄、中麻黄和木贼麻黄的干燥草质茎。这些植物主要生长在我国的西北、华北地区，它们的地上植株矮小，叶片退化成膜质鳞片状，所以人们也会把麻黄叫作"无叶草"。每年秋季，中医药人采集麻黄植物的草质茎，晒干后作为药材"麻黄"使用，有发汗散寒、宣肺平喘、利水消肿等功效。

同时，他们也会把麻黄的地下根和根茎挖出来作为药材使用，叫作"麻黄根"，麻黄根的功效与麻黄截然相反，不是发汗解表，而是收敛止汗。

多么神奇呀！同一株植物，地上部分和地下部分的功效却截然相反，是不是很像我们前面分析的"阴与阳"呢。

思考：你能说出麻黄药材和麻黄根药材有哪些不同吗？

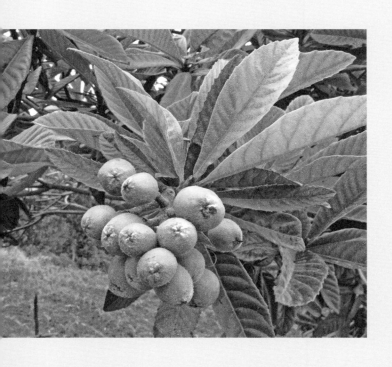

七、西南地区

梅花落 与蜡梅花

　　传说，汉武帝时期的宫廷音乐家李延年曾经把张骞从西域带回来的音乐《摩诃兜勒》改编成 28 首"鼓吹新声"，作为汉乐府的仪仗曲乐。到了魏晋时期，有 18 首非常流行。北宋郭茂倩在他的《乐府诗集·横吹曲辞》中，记载了其中一首，属于"横吹曲"的《梅花落》。"横吹"就是古代乐府的"鼓吹部"之一，也代指一种形似于"笛子"的乐器。后来，《梅花落》就渐渐成为古代笛子曲的代表作品之一，流传至今。

　　唐朝大诗人李白，也写过一首与梅花落有关的诗："一为迁客去长沙，西望长安不见家。黄鹤楼中吹玉笛，江城五月落梅花。"记录了诗人李白和他的朋友在黄鹤楼中听玉笛吹奏《梅花落》，就好似看到了落梅纷飞的情景。

　　北方凌霜傲雪的梅花着实令人敬佩。在西南地区，也有一种经冬不凋的蜡梅花，暗香袭人，十分可爱。据报道，研究人员在今天的重庆市巫溪县大宁河畔，发现了五百余

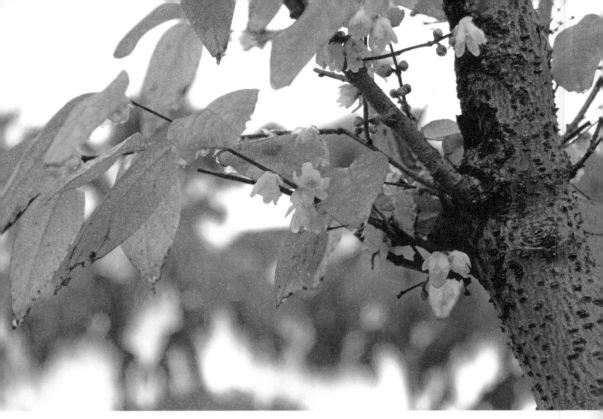

蜡梅花

万株的野生蜡梅花。每年冬天，附近的人们循着花香进入山林，采摘蜡梅花朵泡茶入药，想想都是多么惬意美好的事呀！

那么，蜡梅花究竟有什么药效呢？

蜡梅通常在中国农历的腊月（12月）间开放，所以也叫"腊梅"。又因为它与梅花同期开放，且香味类似，花的颜色与蜜蜡相仿，所以得名蜡梅或黄梅。蜡梅树是一种落叶灌木，每年的11月到第二年的3月开花，4月开始结出绿色的果实，至11月左右成熟。因为它冬季开花，且花香四溢，所以常被作为庭院观赏植物栽种。

中医药人却在冬季或初春采集未开放的蜡梅花蕾作为药材使用。蜡梅花能解暑生津，用于治疗热病烦渴等症。将蜡梅花浸入茶油中储存，可以用于治疗烧烫伤。也有人用开水冲泡蜡梅花，代茶饮用，可以治疗久咳不愈的病征。

"墙角数枝梅，凌寒独自开。遥知不是雪，为有暗香来"。凌霜的红梅花与经冬的黄蜡梅用它们傲雪盛开的特性，承载着中国古人对于骄傲和气节的寄托。又因为它们沁人心脾的香味，而成为中医药人手中的良药。如果每一个人都能在生命中保有自己独特的个性，等待时机来临，相信一定会绽放自己独有的"芳香"。

思考：你能说出蜡梅花得名的原因吗？

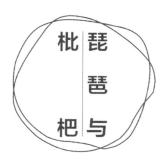

琵琶与枇杷

琵琶是一种古老的弹拨乐器。中国早在秦朝时期，就有一种圆形、带长柄的乐器，因为弹奏时主要用两种方法：向前弹出去叫"批"，向后挑起来叫"把"，所以被称为"批把"。后来人们为了与"琴""瑟"等乐器字形统一，遂将它改名为"琵琶"。到了南北朝时期，从西域传来一种梨形音箱、曲颈、四条弦的乐器，弹奏方式类似于"批把"，渐渐地，两种乐器便融合为一，成为今天我们所认识的、统一形制的"琵琶"了。

唐代大诗人白居易，著名的诗篇《琵琶行》，描述的就是他与一个弹琵琶女子的相遇感怀。在敦煌莫高窟的壁画上，我们还可以看到一种独特的乐舞动作"反弹琵琶"，这个动作被誉为中国唐代舞蹈文化中最著名的绝技艺术形象，长期享誉海内外。

大唐盛世，万国来朝，说不尽的人文历史。当时，中国与其他国家的交往十分频繁，相互之间也出现了文化交融

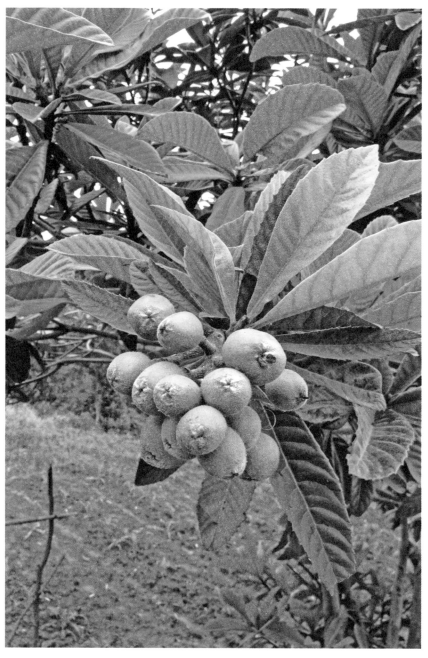

枇杷的未成熟果实

的局面。比如，我们的邻国日本，受到中国文化的影响就非常深远。

日本为了全面学习唐朝的各种文化，定期向唐朝派出遣唐使，并以此推动日本社会制度的革新。遣唐使不仅给日本带回了唐朝先进的制度、理念和文化，也带回了大量的实物，并邀请中国的著名人物前往日本，传授知识和文化。

鉴真和尚就是其中最著名的一位。公元 8 世纪，日本的圣武天皇在奈良兴建东大寺，以迎接唐朝的高僧鉴真来到日本。鉴真曾五次去往日本而中途失败。第六次，他已经 60 岁而且双目失明，但历经艰辛，终于在 753 年，到达日本。

饱经磨难，立志弘扬佛法的鉴真，除了讲授佛经，还带去了许多唐朝的实物，详细介绍了中国的医药、建筑、雕塑、文学、书法、绘画、音乐等技术和知识。鉴真在日本辛勤工作了十年，传播了唐代的各种文化，并曾治好了日本天皇和皇太后的病，亲自设计兴建了"唐招提寺"。因此，他被日本人民称为"文化之父"。

鉴真去到日本所带的宝物中，除了各种艺术瑰宝，还有 60 余种中药。这些药材和唐朝的其他艺术品，都被奈良东大寺的正仓院，完好无损地保存至今，十分珍贵。其中，就有一件稀世珍品——唐代的五弦琵琶。

这把从唐朝传入日本，完好保存至今的螺钿紫檀琵琶，是用紫檀木制成的五弦琵琶，工艺精细，通体嵌有螺钿装饰，腹面上还有一个骑驼人抚琵琶的画面，十分精美。

在中国的南方地区，有一种独特的水果，果实金黄色，表皮附生茸毛，叶形很像古典乐器琵琶，又是小灌木，所以也叫"枇杷"。据说，早在两千多年前的汉代，人们就已经食用枇杷了。《本草纲目》中记载枇杷果实能止渴下气，利肺气，止吐逆，润五脏等。

除了美味的水果，中医药人还在枇杷树上发现了宝贝。他们采集枇杷的叶子，干燥后刷去茸毛，切丝或者加入蜂蜜炮制后作为药材使用，枇杷叶有清肺止咳、和胃降逆、止渴的功效，可以用来治疗多种肺热咳嗽等病症。止咳常用的川贝枇杷糖浆等中药制剂里，就有"枇杷叶"这味药材。

中国的传统文化博大精深，包罗万象，各种门类又相互交融，渗透在生活的方方面面。我们自己也要更加努力，把古人流传下来的宝贵知识和实物，以更适合当代人的方式，去传承和发扬光大。

思考：你见过枇杷树吗？吃过枇杷果吗？

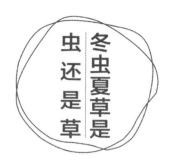

冬虫夏草是虫还是草

《聊斋志异》的作者蒲松龄不仅是一位文学家，还是一位中医药爱好者。他曾作诗形容一种神奇的药材："冬虫夏草名符实，变化生成一气通。一物竟能兼动植，世间物理信无穷。"冬虫夏草，真的是"一物兼动植"吗？它到底是虫还是草呢？今天我们就来认识一下吧！

据说，青藏高原的牧民们最早在高山草甸上发现了冬虫夏草，牦牛吃了它变得更有力气，于是把它作为藏药载入17世纪的《月王药诊》里。清代乾隆时期，吴仪洛编著的《本草从新》里也记载了冬虫夏草，并给予它"雪域奇珍，药中黄金"的美誉。

那么，冬虫夏草究竟是怎样形成的呢？让我们去青藏高原上看看吧！

在海拔3000～5000米的青藏高原上，每年的3～5月是藏民们采挖冬虫夏草的最佳时节。在这里，随处可见匍匐在草地上寻找冬虫夏草的藏民，他们手握锄头，细心在草甸上寻觅。

当代研究表明，冬虫夏草实际上是一种动物和植物的复合体。每年冬季，土壤里的蝙蝠蛾昆虫幼虫会被一种叫作冬虫夏草的真菌侵染。真菌逐渐分解幼虫的内脏获取营养，最终使幼虫变成体内充满菌丝的一个躯壳，此时，僵死的幼虫仍然保持"虫"的外形，称为冬虫。

在当年的土壤冻结前，幼虫的头部会长出短小的真菌子座，等待来年的生长。经过冬天，到第二年夏至前后，在温暖、潮湿的环境下，子座开始以每天 3～4 毫米的速度钻出地面，在阳光的照耀下像一株紫色的小草，称为"夏草"。幼虫的躯壳与深紫色的小草共同组成了一个完整的"冬虫夏草"，这就是我们看到的样子了。

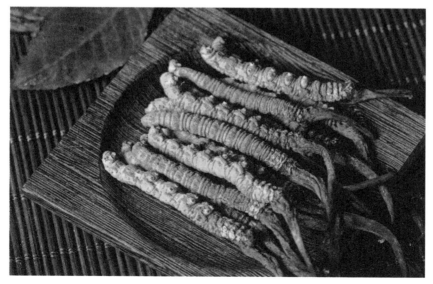

冬虫夏草

冬虫夏草作为一种名贵的滋补中药，可以泡水、炖汤或者制成药膳，中医学认为它有补肺益肾、化痰止咳等多种功效。

那么，如何鉴别真正的冬虫夏草呢？

看颜色。正品的冬虫夏草分为"虫"和"草"两部分，"虫"体表面呈深黄或浅黄棕色，在虫和草的结合部位大多数虫体的颜色会发生一定程度的变化。"草"的部分即子座，像枯树枝一样，色泽较深。

看外形。正品的冬虫夏草腹面有8对足，位于虫体中部的4对非常明显，头部有3对足，尾部有1对足。虫体上有3环一组的环纹。子座自虫体头部生出，上部稍膨大。长可达4～7厘米，直径约0.3厘米。

看断面。正品的冬虫夏草掰开后，中间有一个类似"V"或"S"形的黑芯，有些也可能是一个黑点。这黑芯其实就是虫的消化腺。

闻气味。正品的冬虫夏草稍带有干燥腐烂虫体的腥臊味，并掺杂有草菇的香气，这是冬虫夏草特有的味道。

以上就是对冬虫夏草的介绍，你了解了吗？

思考：你认为冬虫夏草到底是植物还是动物呢？

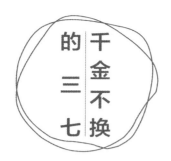

千金不换的三七

1937 年 7 月 7 日晚，日军在卢沟桥畔挑衅中国军队，中国守军忍无可忍，打响了全民族抗击日军侵略的第一枪，史称"卢沟桥事变"。紧接着中华民族的全面抗日战争爆发，各地民众都自发组织起抗日救国活动。

国家危亡，匹夫有责。在中国西南部的云南省，有一位名叫曲焕章的著名伤科医生心系祖国。他写信给上级部门："倭奴暴动，侵我疆土，丧我国权，掳我钱财，痛闻之余，无不毛发俱指！章僻处滇南，心存济世，平生精制各种作战之枪刀诸药，能有起死回生之功，已为中外人士所推许。此次对日宣战，章愿竭尽心力，尽其义务，以表区区爱国之热忱，而惟作战之将士以善后。倘蒙驱使，愿效全力。"著名的爱国将领张学良也知晓他的拳拳报国之心："医师曲焕章报效百宝丹九千瓶，以供抗日军用，爱国心长，殊堪嘉。倘俟有需要，再行电达索寄。"抗战时期，曲焕章捐赠了 3 万瓶自制伤科良药"百宝丹"，用实际行动来报效祖国、保卫家园。

那么，他捐赠的"百宝丹"究竟有什么奇效呢？其实，当时的百宝丹就是现在我们家庭常备的"云南白药"。在抗日战争年代，士兵遇到各种内外伤痛，都可以用"百宝丹"外敷或者内服。外敷可以止血和促进伤口愈合，内服可以活血化瘀、消肿止痛。因此，士兵们得以迅速解除伤痛，回到战场奋勇杀敌。所以云南的滇军曾被日军描述为："自九·一八与华军开战以来，遇到滇军猛烈冲锋，实为罕见。"

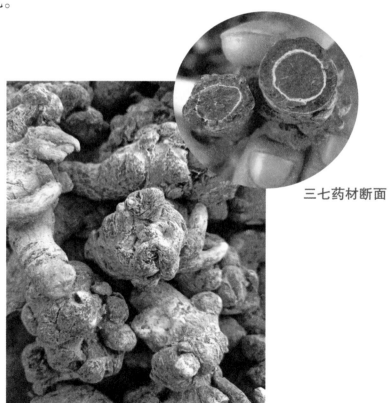

三七药材断面

三七药材

百宝丹因药效如神成为滇军的"随身三宝"之一，滇军的神威也使百宝丹名声大振。那么，百宝丹为什么有如此神奇的功效呢？

我们要从它的主要成分说起。原来，曲焕章在长期的行医过程中发现了一种特殊的植物，具有外敷止血、内服活血的双重功效。这种植物，就是和人参同一个家族的"三七"。三七也被称为田七，据说最早出产在广西的田州（现在的百色市），后来三七的主产地转移到了田州邻近的云南文山州，所以，现在通常也把三七叫作"云三七"或者"文山三七"。再加上"云南白药"的神奇疗效，"云三七"的美名更是散播各地。

三七的药用部位是地下的根和根茎，一般要采挖3年以上的根茎才可以做药材使用，三七有散瘀止血、消肿止痛的功效。因此，三七被人们称为"千金不换"的奇药。除了根茎，三七的叶片也可以作为药材，且功效与根茎类似。现在人们还采集三七的花作为药材，平时可以用3～5朵三七花泡水喝，能清热解毒、生津、平肝。

思考：你能说出三七的主要药效吗？

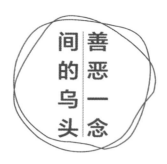

善恶一念
间的乌头

在罗贯中编著的《三国演义》中有一段名医华佗为蜀国大将关羽"刮骨疗毒"的故事，我们在赞叹华佗医术高超的同时，更钦佩关羽的勇敢坚毅。故事内容大概是这样的：关羽在一次战斗中受伤，右臂被敌人的毒箭射中，又青又肿，不能动弹。关羽回到军营，立即请名医华佗诊治，华佗检查伤口后发现关羽是中了涂有乌头汁液的毒箭，而且毒性已经扩散到骨骼，必须马上割开皮肉，刮骨去毒。

华佗拿出自制的麻醉药——麻沸散，想让关羽服药后减轻痛苦，但是被关羽拒绝了。他勇敢地伸出手臂，请华佗医治。在手术过程中，华佗刮骨的沙沙声，听得人心惊胆战。而关羽却依然饮酒下棋，若无其事。等华佗手术完毕，关羽才哈哈大笑，赞叹地说："先生真是神医。看，我的手臂已经屈伸自如，不再疼痛了！"华佗也连声赞叹说："我一生行医，从没有见过像您这样勇敢坚毅的人，将军真是个大英雄！"

这个故事流传很广。那么，故事里的乌头究竟是什么毒物呢？

原来，乌头是一种主产于四川等地的草本植物，所以也叫"川乌"。它的地下块根呈乌黑色，是一种有剧毒的药物。古人常将它的汁液涂抹在箭头上，射杀敌人和猎物，使其中毒而死。但是，古代的中医药人还发现，将乌头块根进行长时间的水浸和蒸煮等加工，可以大大降低它的毒性，并能作为祛风除湿、散寒止痛的药材使用。因此，乌头虽然有剧毒，但是经过恰当的加工和炮制，在正确应用下，也可以发挥治病救人的作用。

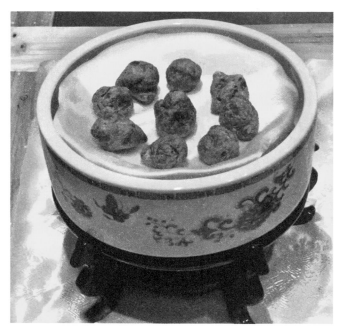

乌头炮制品

　　此外，乌头的块根通常分为主根和侧根，主根经过炮制后作为"制川乌"使用，子根经过加工后作为"附子"使用。制川乌善于祛风除湿，加工后的附子更善于温补肾阳。只是，两者都有毒性，需要在中医师的指导下谨慎使用。

　　毒药与良药同时集中在乌头身上，正如人类的善行与恶意，往往也是一念之间。三国时期蜀国的国君刘备在留给儿子的遗言中说："勿以恶小而为之，勿以善小而不为。惟贤惟德，能服于人。"在他生命的终点，留给儿子的劝诫，仍然是多行善事，勿积小恶，勤修贤德，才能有所作为。

　　思考：如何安全应用毒性药材呢？

书房里的麝香

在中国人的书房里，除了藏有大量的书籍以外，通常还可以看到一张大大的书桌，上面放着毛笔、松墨、宣纸、石砚四种物品，这四种物品，被中国人称为"文房四宝"。毛笔是用羊、兔等动物的须毛做成的笔，松墨是用松枝燃烧时产生的烟加工而成的黑色墨块，宣纸是一种古老的中国手工纸，石砚是一些质地细腻耐磨的石头。

今天我们要谈的是麝香，在聊麝香之前，我们先了解"文房四宝"中的松墨。松墨是用松枝燃烧时产生的烟加工而成的黑色墨块，古人写字需要用毛笔蘸墨，所以松墨是书房里必不可少的。有些制墨商人为了提高松墨的应用价值，会在制墨时加入珍珠、麝香等中药制成药墨。药墨不仅能散发出淡淡的香气，还具有止血消肿等功效，受到书画家的喜爱。

药墨作为中药的记载最早出现在陈藏器的《本草拾遗》里。松枝就是在中国常见的马尾松、油松等松树的树枝，珍珠相信大家也非常熟悉，那麝香是什么呢?

据药典记载，麝香为鹿科动物林麝、马麝、原麝成熟雄体香囊中的干燥分泌物。因野生麝已被列为国家二级保护动物，现在药用的麝香多为人工麝香，从人工驯养的麝身上通过手术取香法所获得。

麝香香囊经干燥后，取出的麝香呈暗褐色颗粒状物，品质优良者有时还能看到析出的白色晶体。固态的麝香腥臭异常，稀释后则会散发出独特的灵动香气。在室内放一丁点儿，便会满屋清香宜人，且香味持久。古代文人雅士将麝香加入上等墨汁与颜料中制成"麝墨"用来写字作画，芳香清幽，且封藏后可以防蛀防腐，长期保存。

作为药材的麝香，中医学认为它性温、味辛，有开窍醒神、活血通经、消肿止痛的功效。《本草纲目》记载麝香性

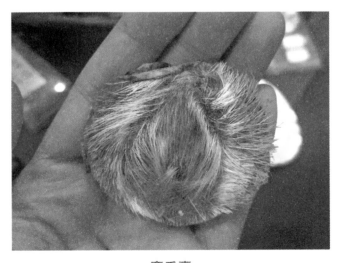

麝香囊

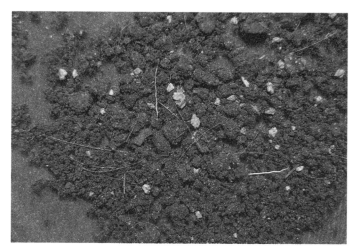
麝香颗粒

善走窜，能通窍、开经络，可以很快进入人体内发挥药性。但是，孕妇禁用麝香。麝香不能煎煮，比较常见的是制成丸、散、膏、丹内服或外用。如开窍醒脑的安宫牛黄丸、祛瘀疗伤的麝香止痛膏、宣痹通阳的麝香保心丸等。现在，西药也常将麝香应用于强心剂、兴奋剂等急救药。

中国古代有四大名香的说法，分别是沉香、檀香、龙涎香和麝香，四种香料各有其独特之处和药用价值，非常珍贵。时至今日，用香、熏香的风尚仍在延续。四大香料独有的药用价值，在中国的传统医药中也有着重要的地位。古人将治病救人的药材应用于生活中，润物无声的用药方式，至今仍然值得我们探索和传承。

思考：你知道哪些人群不能接触麝香吗？

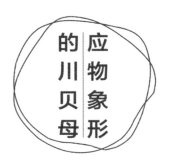

应物象形的川贝母

汉字是中华文明源远流长的重要载体。那么，汉字是如何形成和发展的呢？

传说，远古的时候，人们是用在绳子上打结的方式，记录一些重要的事情。比如用白色的绳子代表羊，在绳子上打 3 个结，就代表有三只羊；用黑色的绳子代表牛，打 5 个结，就表示有 5 头牛。后来，牛羊和其他牲畜越来越多，绳子上的结打得太多，就记不清楚了。于是，有人又开始用画画来记录，画一只羊在墙壁上，就代表有一只羊存在。但是，有些事情比较复杂，比如祭祀、狩猎等，涉及的人和物很多，画起来很费时间。并且，不同的人画同一个物体，经常会画得完全不一样，这可是个大问题！

最后，人们终于想出来一个解决办法，就是用大家都认可的简笔画，来代表固定的事物。那要怎样画出大家都认可的，能够代表固定事物的简笔画呢？传说，黄帝的文史官员仓颉（jié），为了统一记录方式，收集和整理了大量不同的简笔画，并结合自己对自然界的观察，从动物的脚印获得灵感，创造出了简单清晰的简笔画，分别用于代表不同的事物。比如用一个圆圈，中间加一个黑点，来代表太阳；用一些波浪形的线条，代表流水等。他还把创造出的简笔画，分享给其他部落的人们，最终形成了统一的"文字"，流传至今。

现在我们可以见到殷商时期的甲骨文，就是在动物的甲壳（qiào）上，用线条刻画出事物的形态，来代表一定的含义。作为汉字的起源，用与事物相似的画，来代表事物的简笔图形，通常也被叫作"象形文字"。随着汉字的发展，在象形文字的基础上，还衍生出了指事、会意和形声的文字。

中医药人善于"取类比象"（用事物自身的特有属性，来治疗类似的人体病症）。比如，蝉的声音清亮，白天鸣叫，夜晚休息，中医药人就用蝉蜕来治疗咽痛音哑、小儿夜啼等症。

四川有一种形似贝类的药物叫作川贝母，因为川贝母形状还很像人的肺部，所以中医药人发挥"取类比象"的思维，用它来治疗各种肺部疾病。

川贝母，为百合科川贝母、暗紫贝母、梭砂贝母等植物的地下鳞茎部分，主产于四川、云南和西藏地区，有清热润肺、化痰止咳、散结消痈等功效。它生长在海拔4000米左右的高原地区，产量十分稀少。每年夏秋两季，人们

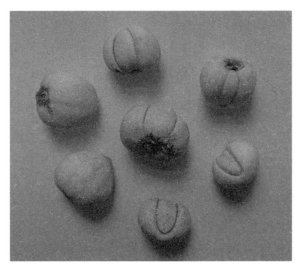

川贝母（松贝）

采挖川贝母等植物的地下鳞茎，干燥后可作为"润肺止咳"的名贵中药。现在我们家庭常用的川贝枇杷止咳糖浆的主要成分就是川贝母、枇杷叶等药材。

很有趣吧！古人们根据事物的形象，创造出汉字；中医药人观察事物的特性，应用于治疗疾病。由此可见，"象形"——模仿事物的形态，是中国古人认识世界的一种原始方式。那么，中医药人是怎么理解和应用"象形"思维呢？"应物象形"和"取类比象"的思维方式，实际上是我们的祖先对于大自然细致入微的观察和亲身实践的创造。今天的我们，是不是也应该培养对大自然的爱与敬畏，还有敏锐的观察力呢？

思考：你能说出川贝母的主要药效吗？

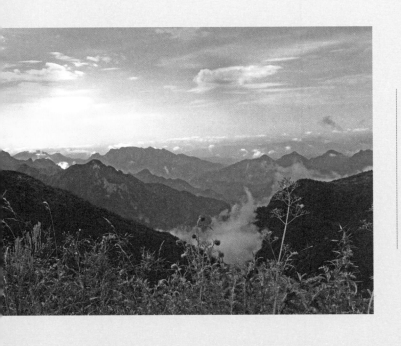

缘 果

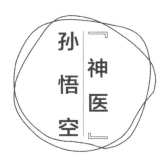

孙悟空"神医"

在中国著名的小说《西游记》里，有一只神通广大、勇敢威武的猴子，你们知道他的名字吗？没错，就是孙悟空！这只猴子聪明活泼，可以七十二变，他陪伴唐僧经历了九九八十一劫磨难，最终取得真经，被封为"斗战胜佛"。

孙悟空的战斗力当然是极强的，但是你知道吗？他还是个"神医"。

在《西游记》第六十九回"心主夜间修药物，君王筵上论妖邪"中，师徒四人来到朱紫国，正遇上国王生病。孙悟空便扮作医生，为国王治病。唐僧担心孙悟空没有医术，反而惹祸上身，于是孙悟空展示了"悬丝诊脉"的奇妙技艺。"悬丝诊脉"就是用极细的丝线缠绕在患者的手腕上，医生通过手指接触丝线另一端，细心感受丝线传递过来的患者脉搏进行诊断的技术。

听起来很神奇吧？这可不是作者虚构的。传说，明代医药学家李时珍在嘉靖三十七年（1558 年）到皇宫给皇室贵族看病，因为不能直接用手接触贵族，只好用一根丝线拴在患者手腕处进行诊脉。这就是吴承恩笔下"悬丝诊脉"的来历了。

"悬丝诊脉"其实就是中医四诊"望、闻、问、切"里"切脉"的一种方式。"切脉"也叫脉诊、诊脉，是中医的一种独具特色的诊断方法。切脉就是医生用手指切按患者的脉搏，感知患者脉动应指的形象，也就是脉象，以此来了解病情、判断病证的诊察方法。人体脉象的形成与心脏的搏动、经络的通利和气血的盈亏直接相关，因此能反映全身脏腑和精气神的整体状况。

孙悟空在诊脉之后，判断国王患上了惊恐、忧郁和消化不良征，然后用大黄、巴豆、锅底灰等中药做成乌金丹，国王服下后药到病除。这些用药也参照了李时珍《本草纲目》中的配方，真实有效。《本草纲目》记载，巴豆泻下，主治一切积滞，但有毒，古人常制成粉末状的巴豆霜，用量为 0.1 ～ 0.3 克；大黄也被称为将军，是解燥结、除实痰的速效药材，这两味药刚好对症国王的病症。孙悟空还用了一种特殊的中药——百草霜，也叫锅底灰，就是各种杂草燃烧后附着在锅底或烟筒中所形成的烟灰，中医用它来止血、止泻。现在，传统的土灶做饭已经比较罕见，因此锅底灰也不常见了。

孙悟空给朱紫国国王还介绍了一种药引子——无根水。

药引子是什么？中医学认为药引子就是能把其他药材的功效引导到患病部位的一类药物。那什么是无根水？水有"根"吗？原来，这"无根水"是指中药传统炮制中的一种辅助材料，泛指天上落下的雨、雪、霜、露等水，未曾落地就被人们收集起来，古人认为它是最清洁的水，也被称为天水。用当代眼光看，无根的雨水就是一种无杂质的蒸馏水，确实较为清洁。古代人还常用无根水泡茶，以获得更佳的口感。比如《红楼梦》中女尼妙玉，就收集梅花上的雪水来泡茶喝。

孙悟空治好朱紫国国王的病之后，还打败了妖怪赛太岁，救回国王的爱妃，从心理上治愈了国王的忧思之疾。如此看来，孙悟空不仅有降妖除魔的能力，还医术高明，确实是个名副其实的"神医"呀！

当然，孙悟空只是《西游记》的作者吴承恩虚构的人物，但李时珍和《本草纲目》却是真实的存在。在古代，中医药渗透到人们生活的方方面面，孙悟空的故事有没有让你对有趣的中医药产生更多的好奇呢？

思考：孙悟空是用哪些方法治好了朱紫国王呢？

后 记

停笔之际，意犹未尽。

关于中医药的故事，还有很多很多，它们散布在我们广阔的大地上，流传在生生不息的人世间。于我而言，这50篇小文，是一个开始。于读者而言，希望它们是一个引子，引起小朋友们对中医药的好奇，乃至热爱。

其实，无论时代如何变迁，传统的中医药知识都在我们身边，为我们的健康护航，帮助我们解除病痛，生活得幸福安康。正是那些隐藏在中医药文化和故事里的人们，他们的坚守与传承，才让我们有幸得见中医药的璀璨光华。

谨以此小书，献给我热爱的中医药学。希望有更多的孩子们，了解中医药知识，传承中医药文化。

参考文献

1. 俞慎初 . 中国医学简史［M］. 福州：福建科学技术出版社，1983.

2. 凌一揆 . 中药学［M］. 上海：上海科学技术出版社，1984.

3. 赵中振 . 百药图解［M］. 北京：人民卫生出版社，2005.

4. 朱晟，何瑞生 . 中药简史［M］. 桂林：广西师范大学出版社，2007.

5. 郑金生 . 药林外史［M］. 桂林：广西师范大学出版社，2007.

6. 何银堂，胡作亮 . 本草名释与传说故事［M］. 北京：中国中医药出版社，2012.

7. 赵中振 . 读本草，说中药［M］. 北京：中国中医药出版社，2014.

8. 赵中振 . 行天下，探岐黄［M］. 北京：中国中医药出版社，2014.

9. 叶嘉莹 . 给孩子的古诗词：讲诵版［M］. 北京：中信出版社，2016.

10. 楚林 . 遇见最美的本草［M］. 北京：中国中医药出版社，2016.

11. 稽元 . 本草：生长在时光的柔波里［M］. 北京：人民卫生出版社，2016.

12. 高学敏 . 中药学［M］. 北京：中国中医药出版社，2017.

13. 赵中振 . 中振说本草［M］. 北京：中国中医药出版社，2017.

14. 曹晖 . 王孝涛，中国传统道地药材图典［M］. 北京：中国中医药出版社，2017.

15. 王秋玲 . 本草纲目：少儿彩绘版［M］. 南宁：接力出版社，2018.

16. 郭志瑞，惠璇，老老老鱼 . 揭秘汉字［M］. 西安：未来出版社，2018.

17. 赵中振，陈虎彪.中药材鉴定图典（第二版）［M］.福州：福建科技出版社，2018.

18. 朱大可.中国神话故事集［M］.杭州：浙江文艺出版社，2018.

19. 朱大可.中国民间故事集［M］.杭州：浙江文艺出版社，2019.

20. 段煦.采药去：在博物王国遇见中药［M］.北京：中国中医药出版社，2019.

21. 李劲松.天工开物：少儿彩绘版［M］.南宁：接力出版社，2019.

22. 赵中振，郭平，洪雪榕.百草皆药［M］.北京：中国中医药出版社，2019.

23. 李具双.品掌故，话中医［M］.北京：中国中医药出版社，2019.

24. 范梦博.中华成语故事［M］.延吉：延边大学出版社，2019.

25. 楚林.诗经如画，本草如歌［M］.北京：中国中医药出版社，2020.

26. 洪钧寿，钱苏海，钱俊华.本草拾趣：50味中药，带你走进有趣的本草世界［M］.北京：中国中医药出版社，2020.

27. 王家葵.本草文献十八讲［M］.北京：中华书局，2020.

28. 王家葵.本草博物志［M］.北京：北京大学出版社，2020.

29. 本草博物.走进本草博物世界：写给孩子们的本草歌［M］.北京：中国中医药出版社，2020.

30. 孙光荣，王琦.全国中小学中医药文化知识读本（中学版）［M］.北京：中国中医药出版社，2020.